AF602608

RÉPLIQUE A UN OUVRAGE DE M. BOUVART,

Qui vient de paroître, & comprend trois Lettres en réponse à celles de M. Petit, imprimées en 1766 : divisée en trois Parties.

PAR M. LEBAS,

Maître en Chirurgie du Collége de Paris ; Censeur-Royal, &c. &c.

Premiere Partie.

Si mala condiderit in quem quis carmina, jus est, Judiciumque. Hor. Lib. 2. Sat. 1.

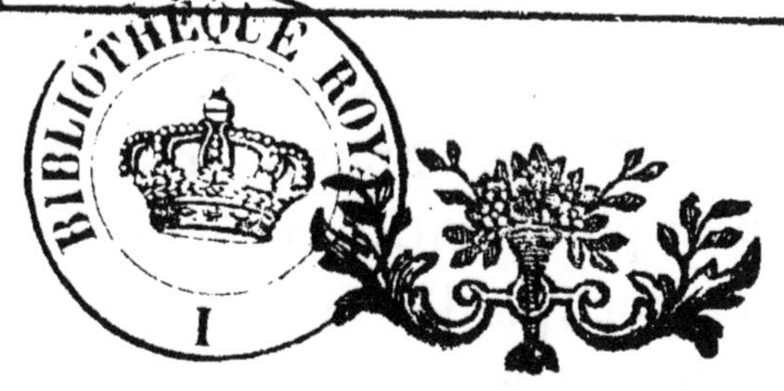

A LEIPSICK.

M. DCC. LXX.

RÉPLIQUE

A UN OUVRAGE

DE M. BOUVART,

QUI vient de paroître, & comprend trois Lettres en réponse à celles de M. PETIT, imprimées en 1766 : divisée en trois Parties.

IL paroît, Monsieur, que vous vous attachez plutôt à égayer le Public qu'à l'instruire : l'un, à la vérité, est plus facile que l'autre, & n'entraîne pas dans de grands frais d'érudition. Au surplus, un Litterateur n'a pas entiérement perdu son tems quand il a réussi à faire l'amusement du jour.

Votre épigraphe me paroît, on ne peut mieux, appliquée. J'ai toujours eu une trop haute idée de votre fermeté, pour me figurer que vous fussiez propre à pleurer. Les larmes n'annoncent que de la tendresse & la bonté de l'ame; ces qualités sont ordinairement l'apanage du sexe & de l'enfance, de même que l'honnêteté & la douceur le sont des personnes mûres & bien nées, de tous états & de toutes conditions : les invectives, au contraire, celui de la dureté du caractère, ou d'une mauvaise éducation. Ces considérations suffisent pour m'engager à faire abstraction de toute autre dans cette réplique, & à n'envisager que ce que je me dois à moi-même, aux Corps respectables dont je fais partie, & particuliérement au Public sensé, qui préférera toujours son instruction à des compilations esclopées, & à des sarcasmes fangeux. L'exemple d'un certain méchant Littérateur, tellement obſédé du démon qui préſide au ſottiſes, que M. l'Abbé Mercier, Chanoine Régulier de Sainte Geneviéve, fut contraint de l'exorciſer, ne m'a, d'ailleurs, que trop démontré à quelles épreuves une ſi pitoyable beſogne expoſe ſon ouvrier.

D'un autre côté, il me ſuffit de ſçavoir que vous êtes un Citoyen, un François, un Docteur en Médecine de la Faculté de Paris, un Académicien des Sciences & un Chevalier, pour appaiſer la démangeaiſon que je pourrois avoir de placer ici la moindre gentilleſſe qui pût porter ſur d'autres attributs qui vous ſeroient perſonnels. On ne vit jamais une femme honnête relever les épithétes conſacrées au ſignalement des femmes ſans pudeur, qui s'en ſervirent pour l'apoſtropher.

Je m'efforcerai donc de ne pas donner priſe ſur moi, crainte d'entendre reclamer le droit des gens dont je ſuis inſtruit, & que je ferai en ſorte de ne pas perdre de vue.

J'éviterai encore avec le plus grand ſoin, de ſouiller ma plume d'aucunes immondices dont je me garderois bien d'ailleurs d'agréer les honneurs & d'être le prête-nom. Enfin, je ne m'occuperai jamais à analyſer ſatyriquement le fiel dans lequel on auroit trempé, ſeul ou en ſociété, de méchans outils, pour radouber une opinion caduque qui finit par être ſubmergée dans un océan d'horreurs.

Ce n'eſt pas que je ſois un miſanthrope. Je m'amuſerois volontiers de réflexions plaiſantes, telle que celle que peut faire un Bourgeois enorgueilli du caractère qu'il vient d'avoir de tranſmettre à ſes deſcendans celui de ſouffler des bouteilles de verre, ſur la matiere que j'ai fournie à M. Petit pour en ſouffler de ſavon, ſi elle pouvoit ſervir à ſavonner ſes idées; mais le ſens commun me dit qu'à tenter de ſemblables opérations ſur certaines têtes, on ne peut que perdre ſon tems.

Je ne me permettrai pas plus de répondre à certaines apoſtrophes gratuites, dût-on en tirer autant de vanité que de la découverte d'une certaine *goutte vague*, ſur laquelle je ne ferai aucun commentaire; car je ſuis diſcret.

Mais cela ne me prive pas de vous féliciter ſur celle que vous avez faite d'un ſpécifique pour la léthargie qui, pendant près de quatre ans, vous a retenu dans l'inaction, & de laquelle, enfin, vous voilà miraculeuſement délivré. Je ne doute pas que ce ſuccès, appuyé de quelques ſaillies calquées d'après un deſſin du plus bas alloi, n'acheve de mettre le comble à votre ſatisfaction, ayant trouvé le ſecret de l'enluminer d'un coloris propre à fixer l'œil dépravé des gens cauſtiques.

Cependant, s'il ne s'agiſſoit ici que d'une affaire de littérature, je pourrois me diſpenſer de vous répondre ; parce que, ſoit dit en paſſant, vous ne ſemblez vous attacher qu'à abuſer de la permiſſion d'écrire, ſans vous occuper à toucher le point de la queſtion. Mais comme votre dernier Ecrit eſt une ſommation que vous me faites d'en venir aujourd'hui à un retour de partages de bonne foi & d'honneur que nous revendiquons vous & moi, je ſuis contraint de me mettre en régle, pour que le Public équitable ſoit à portée de nous juger définitivement.

Je ne vous cacherai pas que je me ſuis vu, ſans ſurpriſe, injurié dans votre nouvelle Brochure comme je l'avois été dans la précédente, pour avoir rapporté des hiſtoires de fœtus monſtrueux, & voulu faire percer la vérité à travers les nuages dont vous vous efforciez de la couvrir. Notre cauſe va être juridiquement décidée ſans appel au Parlement de Bretagne. Vous n'avez pas été payé de *votre ſalaire*, c'en étoit aſſez, & plus qu'il n'en falloit, pour échauffer votre verve.

Je me doutois bien que vous *grimperiez* de nouveau contre un amas de monstruosités sophistiques, toutes aussi vigoureuses aujourd'hui qu'elles l'étoient il y a cinq ans. Quelque torture que vous vous soyez donnée, & quel tems que vous ayez employé à les revêtir d'un nouvel uniforme, elles n'en imposent assurément pas; on en reconnoît l'Auteur tout aussi bien aujourd'hui qu'autrefois.

Peut-être me regarderez-vous comme téméraire d'oser débuter si cavaliérement, & me mesurer avec un athlète à si grande prétention que vous l'êtes en fait d'épigrammes; mais je ne pense pas que l'arène me soit interdite, sans être un tout-à-droit & incomparable Logicien comme vous; ni sans espérer d'y paroître avec l'éclat que vous y répandez.

Il seroit bien plus doux, après avoir manié avec adresse la métaphore, l'hyperbole & l'exagération, de vous entendre dire, *miſcuit utile dulci !* J'aurois ſincérement du plaiſir d'être dans le cas de vous en faire le compliment ; mais vous n'aimez pas à me donner d'autre exercice que celui de développer tout uniment le vrai, tandis que vous l'obſcurciſſez dans le ſens figuré.

Il ſembleroit d'abord que vous n'euſſiez pas d'autre folie que celle de jouer l'hiſtorien comique, & d'affecter de garder le plus profond ſilence ſur les objections que je vous fais dans ma Réponſe à votre derniere Conſultation.

Enſuite il vous prend envie de répéter dans la cinquiéme page de votre Impromptu fait à loiſir, comme dans l'Ecrit précédent, *qu'entre les productions monſtrueuſes & les accouchemens tardifs, il n'y a aucune ſorte de relation.*

Admettre, ne fût-ce que pour un inſtant, la ſuppoſition des accouchemens tardifs, quoiqu'on n'en conçût pas plus la cauſe que celle d'autres phénomènes aussi certains, ce seroit du moins faire entendre qu'on les croiroit possibles; car on ne peut soupçonner un dialecticien de croire impossible ce qu'il suppose possible. Vous ne tardez pas à ajouter, il est vrai, que cette relation est faussement imaginée, *parce que tout enfant, soit régulièrement, soit monstrueusement conformé, n'en vient ni plutôt ni plus tard à maturité, & qu'il en est de même d'un animal que d'un fruit quelconque.*

Devois-je espérer de vous voir trouver une si parfaite analogie entre une production monstrueuse & une réguliere, entre les animaux & les fruits quelconques; après vous avoir vu élever avec tant de chaleur contre moi, pour avoir rapporté des histoires de monstres; l'événement qui survint à la chévre citée par M. Wagner; & celui qu'eut le tournesol du jardin de M. Heister? *Franchement*, à mesure que vous avancez en âge il sembleroit que vous vous appliquassiez à compter vos jours par vos contradictions.

Je me ſuis apperçu, en parcourant votre derniere tâche, que vous aviez eu le deſſein de prendre pour modèle & composer vos trois Lettres, l'eſprit du Naturaliſte *de la Baye de Quiberon.* J'oſe vous dire naïvement, Monſieur, ſans avoir l'intention de vous offenſer, que vous n'en approchez que de très-loin : ſi la comparaiſon même n'étoit pas choquante, je vous ajouterois que vous en êtes auſſi éloigné, que la copie d'un peintre en jeu de paume, le ſeroit d'un original de Mikel-Ange.

Mais, puiſque la maniere d'écrire de ce Naturaliſte vous avoit ſi bien ſéduit, il falloit vous laiſſer convaincre de la vérité de ſes aſſertions : vous auriez ſenti qu'*il n'y a rien à conclure d'une femme à une poule* ; & qu'au contraire *il y a quelqu'induction à tirer de l'exiſtence des monſtres, en faveur de la poſſibilité du prolonge-*

ment de la grossesse. » Car, avec votre per-
» mission , s'il existe des monstres dont la
» vie soit plus difficile à concevoir que le
» retardement d'une opération sur laquel-
» le on vous pardonne de ne pas voir clair,
» mais que le défaut de lumieres n'auto-
» rise point à nier, les monstres nous sont
» de quelque avantage dans la circons-
» tance présente. » Or , il est certain qu'il existe des monstres dont la vie est plus difficile à concevoir que la possibilité du prolongement de la grossesse, ne fût ce que le jumart, qui, comme vous le sçavez, est la production d'une jument saillie par un taureau; & cette vie est plus difficile à concevoir par rapport au tems le plus ordinaire de la portée de l'espéce de l'un, qui est le plus ordinairement d'un an , différente de celle de l'autre , qui n'est que de neuf mois; donc , les monstres nous sont de quelque avantage dans la circonstance présente , & vous mettent, qui plus est, sans réplique.

A votre avis, *les maladies quelconques de l'embrion, du placenta, de la matrice & de la mere, ſans en excepter aucune, abrégeront plutôt la groſſeſſe qu'elles ne la prolongeront.* Je ſçais que l'hydropiſie d'un fœtus, celle du placenta, portées à un extrême dégré, le décollement de ce dernier & autres accidens ſemblables, procureront un avortement plutôt qu'un prolongement de groſſeſſe ; mais il me paroît que l'inverſe & d'autres maladies de la matrice, &c. &c. produiront un événement contraire, & c'eſt ce que j'eſpere démontrer dans la ſuite de cette Réplique.

Si j'oſois, Monſieur, je vous engagerois (par parenthèſe) à prendre un à-compte dans la Réponſe que je fis, l'année derniere, à la Thèſe que ſoutint en 1767 M. Harrer pour ſa réception à l'Académie de Gottingue, ſous la préſidence du Docteur Vogel ; elle contient quelque choſe de neuf ſur *la poſſibilité du prolongement de la grossesse*, qui sçauroit, peut-être, vous faire revenir de vos erreurs.

Puisque l'occasion s'en présente, vous me permettrez d'approfondir vos sublimes idées sur les bornes dans lesquelles le Créateur a renfermé les opérations de la nature. Vous dites qu'*il faut au moins convenir que la Nature, dont les opérations sont déterminées par les loix immuables que lui a imposé le Créateur, n'a pas plus de facilité ni de difficulté à faire une chose qu'une autre, à produire un tremblement de terre que la pluie.*

Pourriez-vous, Monsieur, me définir, d'abord, ce que vous entendez par *la Nature?* J'ai cru jusqu'ici que *la Nature* n'étoit autre chose que l'assemblage ou l'ordre des élémens, & la liaison de ces principes, d'où procédoient les individus quelconques qui composent les trois régnes, l'animal, le végétal & le minéral; enfin, une union combinée par le Créateur, des parties d'où ressortent tous les êtres tant animés qu'inanimés, englobés dans l'Univers. Or, le tems déterminé pour opérer la production & la forme de ces individus, de ces êtres, n'est pas asservi à des loix si immuables, que le Créateur ne puisse le raccourcir ou le prolonger, en imposant à leur formation plus de facilité ou de difficulté. Par conséquent *les opérations* de ce que nous appellons *la Nature*, ne sont pas tellement immuables, que Dieu ne soit le maître de changer à volonté l'ordre & la forme des uns, & l'espace du tems qu'il a assigné en général aux autres, pour être employé à leur perfection & à leur naissance, par l'action même des causes secondes.

Au surplus, en admettant votre hypothèse, Monsieur, vous nous permettriez d'envisager comme des êtres contre nature tous les Médecins à qui il seroit plus difficile que facile de guérir une maladie.

maladie. En conſéquence, ſi les citoyens qui vous confient le rétabliſſement de leur ſanté mouroient entre vos mains, vous donneriez à entendre qu'ils ne ſont redevables de leur expédition qu'à vous ſeul. Or, vous ſentez l'étendue de cette injuſtice dont vous pouvez vous rendre coupable à votre détriment; car il eſt des circonſtances où vous vous piquez ſans doute d'opérer au gré de la nature, & dans leſquelles il ne conviendroit pas que vous fiſſiez plus le ſacrifice de votre réputation, que de celle d'un autre. Poſons, au reſte, en fait que vous euſſiez reçu pour un tems la propriété de guérir à coup ſûr tous vos malades, (la réflexion n'eſt pas abſurde, car Dieu peut faire des miracles quand il lui plaît,) que s'enſuivroit-il de ce prodige? Que vous feriez l'organe choiſi pour faire exception à la régle, puiſqu'il vous étoit plus difficile de parvenir naturellement (ſuivant votre ſuppoſition) que de ne pas parvenir à ce dégré de ſublimité.

Suppoſons encore, puiſque nous en ſommes au chapitre des hypothèſes, que vous euſſiez accéléré la mort de quelqu'un, trouvé le pouls convulſif à un voyageur nouvellement arrivé par le coche, quoique jouiſſant de la plus parfaite ſanté, parce que vous l'auriez tâté dans l'obſcurité, comme il ſeroit poſſible que quelque perſonnage cauſtique vous le reprochât; auriez-vous la témérité d'en accuſer la nature, & de vous en prendre au Créateur? *Le Créateur avoit-il déterminé par les loix immuables qu'il avoit impoſées à la nature*, qu'elle ſeroit complice de l'homicide & de l'impéritie ſuppoſés? Pour moi, j'aimerois mieux croire qu'il ne vous manquoit que la grace efficace pour éviter le premier déſagrément, & qu'un peu de pénétration pour prévenir le ſecond; & je ne ferai point d'héréſie.

En voilà aſſez de dit ſur cet objet;

passons aux tremblemens de terre, pour parler ensuite de la pluie, en attendant une de vos dissertations sur le beau tems, supposé qu'il vous soit possible de n'être pas constamment nébuleux.

Un tremblement de terre, on le sçait, ni la pluie, ni le beau tems, ne peuvent ordinairement avoir lieu sans le concours naturel des causes d'où résultent ces trois effets. La difficulté ou la facilité de ce concours, sont toujours en raison des forces ordinaires de la nature ; & ces forces ne peuvent surpasser les bornes qui leur sont prescrites par le Créateur. Mais vous êtes trop bon Chrétien pour ignorer que le Créateur est toujours le maître de rassembler comme il le fait ordinairement, ou par extraordinaire, de ne pas rassembler ces causes ; de les augmenter ou de les diminuer : &, malgré ces changemens, de produire en tout tems & en tous lieux, sans que nous puissions en pénétrer les raisons, les effets qui en dependent ; ainſi, il pourra faire ſurvenir un tremblement de terre en France, où il n'y a point de volcans, comme en Italie & en Portugal ; à Paris comme en Sicile & à Liſbonne ; faire pleuvoir à Naples, où le Ciel eſt ſerein, comme à Amſterdam, où il eſt aquatique ; enfin, en changeant l'ordre des choſes, ou ſans y rien changer ; & il n'en ſera pas moins faux que de telles opérations ne coûteront pas plus à la nature dans ces climats, qu'elles ne lui coûtent ordinairement lorſqu'elle les exécute dans ceux qui ſont le théâtre déterminé par le Créateur pour ces événemens. Vous ne déſavouerez pas plus, j'oſe l'eſpérer, que s'il plaît à Dieu de raſſembler ou de ne pas raſſembler en Normandie les cauſes dont l'excellence du vin n'eſt qu'un effet, on pourra néanmoins y faire une récolte de cette liqueur tout auſſi délicieuſe qu'on la fait en Bourgogne ; que s'il lui plaît de donner ou de ne pas donner à la Beauce la propriété du ſol de la Sologne, & celui de la Sologne à la Beauce ; il croîtra en Sologne le plus excellent froment, & en Beauce les forêts les plus épaiſſes ; ce qui donnera à la nature, conſtamment ſubordonnée au Créateur, un exercice plus pénible que celui dont elle s'occupoit ordinairement.

Pour me ſervir de comparaiſons plus analogues aux vôtres, je prends pour exemple un ouvrier capable de perfectionner un ouvrage quelconque qui ſoit de ſon reſſort. Y parviendra-t-il (comme vous le concevez) quelque bien inſtruit qu'il ſoit, *avec la même facilité qu'il l'ébauchera ?* N'aura-t-il pas beſoin, pour finir ſon ouvrage, du concours d'inſtrumens différens de ceux dont il s'eſt ſervi pour le commencer ? Leur conduite ne lui donnera-t-elle pas plus de peine que ne lui en a donné l'uſage de ceux dont il s'eſt ſervi pour lui procurer ſa premiere forme ? Les fameux Julien & Pierre le Roy auroient-ils pu, l'un conduire une montre, l'autre une pendule à leur perfection, 1°. sans la matiere propre, 2°. sans les outils adoptés, dont l'usage est reconnu indispensable, pour ne rien laisser à désirer à ces ouvrages; & manioient-ils les uns & les autres avec la même facilité? Car en supposant qu'il n'y eût plus rien eu à attendre des deux premieres conditions requises pour faire la montre & la pendule, ne falloit-il pas une adresse soutenue de la part de la main d'œuvre, pour applanir toutes les difficultés qui pouvoient se présenter? Mais quels sont les hommes, sans vous en excepter, Monsieur, qui réussissent toujours; en un mot, qui soient infaillibles? Il me paroît bien plus simple d'admettre que les opérations du cerveau & celles de la matrice sont sujettes à des variétés, que d'asservir la nature à une marche uniforme, lorsqu'elle agit par la voie de ces organes; de reconnoître enfin qu'il est aussi difficile à la matrice de produire un monſtre en certains cas, qu'à quelques Médecins de guérir une maladie; & qu'il lui eſt tout auſſi facile de prolonger une groſſeſſe, qu'au cerveau de quelqu'un qui ne vous eſt pas inconnu, de compromettre ſon intelligence.

On ne peut ſe figurer, Monſieur, qu'un homme inſtruit de ſa Religion ſoit capable d'ignorer ces vérités, & qu'un Médecin ne ſçache pas que pour la production d'un monſtre, il faut, de néceſſité, que le moule qui peut être en même tems le rendez-vous de pluſieurs germes, les ait privé, par rapport à ſon étroiteſſe, à ſa mauvaiſe conformation, ou à quelqu'accident momentané, de la liberté de s'accroître ſuivant les proportions ordinaires; que par l'une ou l'autre de ces raiſons, ou d'autres équivalentes, il faut encore qu'un ou deux de ces germes ſe ſoit ou approprié quelque portion des cauſes d'où proviendront la difformité ou l'excès de quelques-unes des parties de leur tout, (ce qui ne se rencontre pas dans l'ordre naturel) ou que l'un de ces germes, en s'accroissant, ait perdu, par des causes contraires, quelques-unes des parties dont il avoit intrinséquement la propriété.

Vous ne pouvez concevoir (quelque conception que vous ayez) que pour établir la possibilité du prolongement de la grossesse, il suffit que la matrice soit propre à supporter une extension proportionnée au développement du germe qui lui a été confié; ou, que l'accroissement de l'embrion qu'elle contiendra, soit suspendu par quelques unes des causes que j'ai surabondamment rapportées dans mes premiers Ecrits? A Dieu ne plaise que je porte l'excès jusqu'à vous reprocher, comme vous avez jugé à propos de le faire, que votre façon de penser ne peut partir que d'un fonds d'*âneries* le plus fécond; je sçais me posséder quand il le faut, & ménager les termes, sur-tout lorſque je parle à un homme titré. Mais je ne crois pas qu'il y ait de mal à vous repréſenter, avec la douceur qui m'eſt naturelle, que votre *néceſſité* prétendue *d'uniformité dans les productions de la nature, déterminées par le Créateur*, ſans aucune exception, mettroit matériellement des bornes à ſa toute-puiſſance. En effet, qui pourroit empêcher cet Etre ſuprême de faire opérer des merveilles à un automate même, & de le faire crier, *fecit mihi mirabilia qui potens eſt?*

Car, en ſuppoſant, par exemple, qu'il vous eût choiſi par prédilection parmi Meſſieurs vos Confreres, pour opérer la réſurrection d'un mort, on ne pourroit rapporter cette merveille qu'à la Divinité, à qui rien n'eſt impoſſible; (en effet, il faudroit être hérétique décidé pour l'attribuer à vos talens, quelque immenſes qu'ils ſoient:) Cependant, le fait, quoique contre l'ordre naturel, puiſque la nature n'y auroit point eu de part, n'en feroit pas moins réel ; Dieu feroit encore le maître de déterminer l'organe de votre voix, quelqu'humilité que vous ayez ; à l'annoncer à l'Univers entier. Ayez la complaifance, Monfieur, de pardonner au zèle que j'ai de découvrir la vérité, les petites réflexions que me fuggérent les vôtres.

Vous regardez comme *une befogne étrange qu'on taille aux Phyficiens qui ont écrit fur la dent d'or*, celle d'examiner, s'il étoit poffible, qu'il vînt une dent d'or à la mâchoire d'un enfant, & de développer de quelle maniere l'or eft engendré dans les entrailles de la terre ; cependant vous croyez qu'il faut connoître la caufe d'un phénomène pour en expliquer les effets. Votre remarque fur l'examen de la dent d'or furvenue à la mâchoire d'un enfant, n'eft donc pas fi merveilleufe que vous voudriez le faire entendre ; car cet examen n'eft nullement contraire à vos principes. Je fuis ſincérement touché qu'un homme de votre mérite, & qui a ſi bonne opinion de ſa judiciaire, ſe familiariſe ſi fréquemment, ſans s'en appercevoir, avec la contradiction.

Il eſt dans les régles, & principalement en Médecine, de remonter à la cauſe, pour juger des conſéquences. Auſſitôt que l'expérience eût appris qu'il ſe formoit des pierres dans toutes les parties du corps de l'homme & dans celles des animaux, ſans en excepter ni le cerveau ni le cœur même; on ne fit pas plus de reproches aux premiers Obſervateurs de ces phénomènes & à leurs ſucceſſeurs, d'en rechercher la cauſe dans le corps humain, pour voir s'il y avoit quelqu'analogie entre ces parties & une carriere; qu'on devroit m'en faire aujourd'hui, ſi j'aimois à rétorquer l'argument, de rechercher celle de vos procédés à mon égard, dans la dépravation de ces viſcères, parce qu'ils ſembleroient n'en être que les effets ſympathiques. Vous n'êtes donc pas fondé à trouver ridicule qu'on ait recours à la cauſe de la génération de l'or dans les entrailles de la terre, pour s'aſſurer de la poſſibilité de celle d'une dent d'or à la mâchoire d'un enfant. Mais je ſens qu'il s'agiſſoit de ne nous pas laiſſer ignorer votre talent ſupérieur à maſquer un conte, de quatre pages aſſez intéreſſantes, pour épargner à vos brochures qu'on employera, ſans doute, prématurément, à un uſage plus utile, le ſort de *tomber en loques*, auquel vous avez condamné les miennes. Ce n'eſt pas que je ne me fuſſe amuſé, auſſi bien qu'un autre, de la ridiculité de vos expreſſions; mais j'aimerois, pour la gloire de la littérature, que ceux qui écrivent, écriviſſent décemment, ſimplement, uniformément.

Vous ne pouvez croire, Monſieur, combien le mauvais exemple eſt capable de donner une idée déſavantageuſe d'un

Corps entier, à quelqu'un qui ne prend pas la peine d'obſerver de près tous ceux qui le forment. Si je n'avois jamais approché, parmi les Médecins de conditions, que vous & un certain Ecuyer de vos Confreres, qui fait merveilleuſement le pendant d'un Chevalier tel que vous, je ſerois payé pour ne pas faire l'éloge de la Nobleſſe amalgamée avec la Médecine ; car comme valun va l'autre ; & il y a déja quelque tems que je me ſerois acquitté envers ce petit perſonnage un peu plus que ſuffiſant, ſi l'occaſion s'en fût préſentée.

Il ſembleroit que vous n'euſſiez pas plus de connoiſſance ſur la maniere dont ſe forment les minéraux, que vous affectez d'en avoir ſur la végétation des plantes, & ſur la production des animaux. Votre Nobleſſe, je le ſçais, n'eſt pas encore plus que celle de M. votre petit Confrere ſous-entendu, de trempe à vous permettre de prétendre ſçavoir tout sans avoir rien appris ; mais votre qualité d'Académicien vous suppose un peu mieux qu'à lui qui n'est pas plus érudit que l'ordonnance ne le porte, des connoissances générales ; & ne permet pas de vous pardonner votre opiniâtreté à faire bravade d'impéritie.

Avant que d'en venir à la pierre de touche sur laquelle vous me permettrez de vous éprouver, trouvez bon, Monsieur, que je vous reproche d'avoir fait un petit larcin aux Feuilles Périodiques de l'expression, *vous tuez*, où elle est un peu mieux appliquée que dans votre Lettre, (soit dit sans vous déplaire) quelque précaution que vous ayez prise pour en tirer tout le profit que vous en espériez par ce plagiat qui se trouve en note à la fin. Plus d'un de MM. vos Confreres en ont, ainsi que moi, fait la remarque.

Je veux, pour ne vous pas contrarier, Monsieur, *qu'aux approches de l'accouchement l'enfant ne soit plus susceptible d'extenſion dans l'eſpace trop étroit où il étoit renfermé, & qu'il ne puiſſe pas plus que le placenta, admettre de nouvelles liqueurs de la mere :* que s'enſuivra t-il, à votre avis ? *Que la force de l'impulſion ſe trouvera employée à ébranler le placenta & la matrice.*

J'appréhenderois, toutes réflexions faites, que quelqu'un ſans expérience, en liſant vos Ouvrages, n'allât ſe perſuader qu'il reſſortît de l'impulſion du ſang, les effets d'une batterie de canon. Si cette impulſion avoit autant de force que vous vous le figurez, ce ſeroit une faute impardonnable que de ſaigner les femmes qui ſont en travail d'enfant, pour hâter l'accouchement ; puiſque la force de l'impulſion ne peut être que relative à la ſomme de ſang qui ſe porte des artères ſpermatiques de la mere à la matrice où elle ſe diſtribue ; ainſi que plus il y a de ces vaiſſeaux de déſunis d'avec les capillaires du placenta, moins l'impulſion doit être forte.

Vous conviendrez, en effet, (car il faut que vous conveniez de quelque chose) qu'immédiatement après la séparation de la matrice d'avec le placenta, le sang qui se portoit de l'une à l'autre, soit par des mammelons, si vous le voulez, soit par des appendices cœcales ou d'autres vaisseaux infiniment petits, mais capables de s'aboucher : ce sang, dis-je, ne trouvera plus de moyens propres à se transmettre de l'une à l'autre, comme auparavant. Que deviendra-t-il donc? Ou il refluera dans les vaisseaux dans lesquels il trouvera une libre entrée, ou il séjournera dans ceux d'où il ne peut sortir. Que seront ces canaux ? Ou des veines utérines collatérales par où passe ordinairement le résidu du sang qui a été porté aux extrémités artérielles; ou des artères telles que les épigastriques où, ce fluide devenu alors superflu, & au passage duquel s'oppose la désunion des ramifications par lesquelles il entretenoit son commerce avec le placenta,

centa, est forcé de s'engorger, &c, de-là; dans ceux des mammelles.

Mais, à quelles secousses le placenta, dont les vaisseaux de communication avec ceux de la matrice sont désunis; sera-t-il exposé de la part de votre impulsion? Sera-ce à d'assez terribles, pour être comparables à l'action *des coins imbibés* dont on se sert pour entamer *des rochers*, ou à celle d'une mine propre à renverser des Villes entieres, de même qu'il arrive à l'occasion d'un tremblement de terre?

Avant que de risquer de nous ensevelir sous les décombres de la matrice, il se présente un autre problême à résoudre; & ce seroit à vos lumieres que je voudrois avoir recours pour cette opération, si votre artillerie d'impulsion avoit été assez bien servie pour ébranler, détacher & *lancer* le placenta au dehors de la matrice.

Cette union, dites-vous, *étant une fois*

altérée, la force tonique de la matrice agira avec plus de liberté ſur le placenta. Comme votre impulſion n'aura pas produit l'effet que vous en attendiez, & que vous croyez, cependant, néceſſaire pour que la force de la matrice agiſſe avec plus de liberté ſur le placenta, vous n'avez plus rien à eſpérer de ce moyen, quelque fondement que vous ayez fait ſur lui.

Au ſurplus, vous ſçaurez (ou vous devez ſçavoir) que plus la matrice ſera engorgée, moins elle aura de force tonique; autrement (& je vous l'ai déja fait remarquer) les Accoucheurs qui ſaignent les femmes en travail d'enfant, pour rappeller le ton des fibres muſculaires utérines, ſeroient de grands ignorans.

Comme la certitude de l'engorgement ſuit de près l'hypothèſe de votre impulſion, qui ne doit avoir lieu (d'après vous) que dans les cas où les mammelons ſeroient déſunis, puiſque l'extrémité par où ils s'abouchoient, n'offriroit alors qu'un cul-de-sac au fond duquel (à votre idée) la force du sang auroit à lutter impulsivement ; vous voyez, ou vous devez voir, que la matrice, en cet état, ne brillera pas par sa force tonique.

A s'en rapporter aux préparatifs effrayants de votre impulsion sur le placenta, on se figureroit voir une ville bloquée par l'armée formidable du Conquérant de l'Asie, & dont les murs seroient sur le point de s'écrouler sous les efforts du bélier des Macédoniens. Cependant tout ce fracas ne tend qu'à *lancer* (l'expression est digne de remarque) *d'un même jet l'enfant avec le placenta.*

Sans traiter le placenta si militairement, je vous supplie d'observer que dans les premiers mois de certaines grossesses, la plus grande partie de ce corps, ci-devant adhérente à la matrice, s'en trouve quelquefois séparée, sans que pour cela il s'ensuive d'autres accidents que celui d'une perte plus ou moins ſoutenue & abondante, parce que la perte eſt toujours relative au dégré d'engorgement, à l'eſpéce & au calibre des vaiſſeaux déſunis; qu'à ces égards, cette perte ceſſe quelquefois promptement, & d'autres fois ſe ſoutient pendant pluſieurs mois, ſans que, pour cela, la femme accouche; & que dans d'autres circonſtances, au contraire, le peu de déſunion eſt tout-à-la-fois ſuivi d'une perte légere & de la ſortie de l'enfant. Faites-moi donc la grace de m'expliquer, Monſieur, par quelles cauſes magiques des phénomènes ſi oppoſés peuvent ſurvenir; car je ne puis croire que ce ſoit à l'occaſion d'un certain *branle* auquel vous invitez la matrice comme à un bal, dans votre Conſultation précédente.

Tant que le ſang de la mere ſuit la route des vaiſſeaux du placenta abouchés avec ceux de la matrice, il eſt certain que la *vacuité* n'a pas lieu dans les vaiſſeaux où il continue de couler librement; c'eſt ce qui fait que la matrice, alors également tendue, eſt privée de la liberté de ſe contracter & d'agir ſur le placenta, auquel elle tient encore dans quelqu'eſpace. Mais lorſque, malgré le peu de déſunion, la plus grande partie du ſang étant abſorbée, le reſte parcourt ſeulement les vaiſſeaux de la matrice, & que de ceux-ci il ſe porte à ceux de la mere qui ont plus de diamétre que ces derniers, preſqu'oblitères; les vaiſſeaux utérins déſemplis n'offrent plus de réſiſtance capable de s'oppoſer à la contraction des fibres muſculaires utérines. C'eſt donc alors que ces fibres ſe contractent, & que, par ce méchaniſme, elles compriment le placenta qu'elles rompent à la fin, & qu'elles chaſſent au dehors en même tems que l'enfant ou peu après, avec le ſang qui, dans l'inſtant du détachement, s'étoit amaſſé dans la matrice: c'eſt même en ſe contractant ainſi que ces fibres contribuent à déſunir le reſte des mammelons contigus, de même que l'occaſionneroit une ligature faite à ces tuyaux ſanguifères, preſqu'imperceptibles; du moins voilà ce que la pratique m'a appris. Congédions donc la force impulſive, & réſervez-la pour lutter contre quelqu'autre athlète mieux diſpoſé que moi à être mis en branle & impulſé.

Je paſſe à un article tout auſſi intéreſſant que celui de votre fameuſe impulſion. Comme vous pourriez en avoir perdu la note, le voici rendu mot pour mot d'après l'original. On lit, page 117 de votre Conſultation ſur une naiſſance tardive, *que dans l'accouchement naturel qui n'eſt traverſé d'aucun accident, dès que le fœtus eſt parvenu à ſa maturité, ce qui arrive toujours à neuf mois, le ſang de la mere, qui ne trouve plus la même facilité à ſe diſtribuer dans le fœtus, employe la force de ſon impulſion à ébranler peu à peu l'exacte adhéſion qui uniſſoit le placenta à la matrice ; que celle-ci ne lui étant plus intimement appliquée, tendant toujours par ſa force tonique à ſe contracter, &, d'ailleurs, excitée par l'impulſion des liqueurs qu'elle continue à recevoir, ſans les tranſmettre au fœtus, entre inſenſiblement en irritation, & agit de plus en plus ſur ſon fardeau juſqu'à ce qu'elle ſoit débarraſſée.*

Trouvez bon, s'il vous plaît, Monſieur, que j'analyſe ce fragment d'éloquence ſur l'utérus. Vous dites d'abord *que l'accouchement naturel qui n'eſt traverſé d'aucun accident.*

Un accouchement naturel n'eſt certainement traverſé d'aucun accident : car ſi l'accouchement eſt traverſé de quelqu'accident, il eſt contre nature. *Dès que le fœtus* (continuez-vous) *eſt parvenu à ſa maturité, ce qui arrive toujours à neuf mois.* . . . .

Si l'accouchement arrive toujours à neuf mois, que deviendront les dix jours de grace que vous accordez à la nature par-delà ce terme, pour s'acquitter de la tâche que vous lui avez imposée de former, d'ajouter à l'espéce humaine un être légitime & habile à succéder à ceux dont la Providence s'est servie pour le produire? Car il est bon de vous rappeller vos engagemens : ce n'est pas travailler à gagner la confiance publique que de manquer si légerement à sa parole. Mais que penser d'un Médecin qui, après avoir fait la découverte de quelques autorités moins austères que les premieres, sur lesquelles il comptoit assez d'abord pour faire peu de cas des secondes, se seroit ensuite ingéré de subtiliser celle-ci pour l'arrangement de ses affaires? Auroit-on, Monsieur, une haute idée d'un Littérateur *si fécond en ressources* de cette espéce? . . . .

A s'en rapporter à la maniere indécise avec laquelle vous vous expliquez, on voit 1°. que les femmes sont sommées de faire des fonds, & de payer à neuf mois de grossesse, sans délai ; 2°. que faute de paiement, après dix jours de grace que vous avez bien voulu donner pour ne pas paroître tout-à-fait ridicule, vous concluez à une saisie réelle de ce qu'elles ont de plus cher ; enfin, que le mois de rigueur, tiré de mon calendrier, étant écoulé, vous ne leur faites aucun quartier, & les traitez *sans miséricorde*. Avec une semblable conduite je ne me trouverois pas en *sûreté de conscience*, & je craindrois que le Créateur ne me demandât compte, quelque jour, d'avoir ainsi violé *les loix qu'il avoit imposées à la nature*. Poursuivons.

Le sang de la mere, qui ne trouve plus la même facilité à se distribuer dans le fœtus, employe la force de son impulsion à ébranler peu à peu l'exacte adhésion qui unissoit le placenta à la matrice. Je serois curieux de sçavoir pourquoi, au terme de neuf mois préfixes, *le sang de la mere ne trouve plus la même facilité à se distribuer dans le fœtus.* Il me ſemble que tant que *l'union* ou *l'adhéſion* ſubſiſtent, le ſang n'a pas plus de difficulté à ſe diſtribuer dans le fœtus au terme de neuf mois, qu'à celui de huit ou de ſept. Il convenoit donc de dire que, ſi à neuf mois comme à quatre ou à ſix, les lacunes ou les mammelons du placenta ſe ſont ſéparés de ceux de la matrice, *le ſang ne trouvera plus la même facilité à ſe diſtribuer dans le fœtus*, qu'il trouvoit avant cettedéſunion. Mais cet obſtacle peut auſſi bien ſe rencontrer à dix mois & dix jours, qu'à neuf mois préfixes; à s'en rapporteraux Médecins qui ont eu pour les femmes l'urbanité de ſe relâcher *ſur les loix de rigueur impoſées à la nature par le Créateur*, & dont vous avez conſenti à faire partie, par un excès de tendreſſe qui ne peut, à la vérité, vous être reproché comme un de *vos pechés mignons;* mais cela n'empêche pas que vos remarques ne ſoient au-deſſous de la premiere juſteſſe.

Pour persuader à la partie du Public qui n'est pas à portée d'en juger, que *le sang de la mere employe la force de son impulsion à ébranler peu à peu l'exacte adhésion du placenta à la matrice, & de celle-ci à l'autre*, & tourner M. Petit en ridicule, vous cherchez à vous associer les Médecins nationnaux & étrangers. Pour donner même à M. votre Confrere la mortification de vous voir, sans la moindre difficulté, assuré du suffrage que vous sollicitez, vous leur jettez à la tête une provision *de portions de membranes, de ligaments gangrenés, & d'os même séparés par l'impulsion du sang*, & faites une compilation de pierres & de tranches propres à faire *des meules de moulin.* Plutôt que de *tailler une telle besogne*, qui ne doit pas plus immortaliser son artisan qu'engager les Médecins nationnaux & étrangers à s'engager dans la querelle, je préférerois de dire que le *placenta étoit quelquefois si adhérent à la matrice, qu'on voit toujours*, (au lieu d'alors) *cette adhéſion ſubſiſter ;* car il y a moins de ridicule, ce me ſemble, à allier le mot *quelquefois* avec *tous les jours*, qu'à vouloir concilier avec la raiſon le terme de neuf mois, qui eſt le ſeul naturel, ſuivant vous, Monſieur, avec celui de dix mois & dix jours, qui eſt encore admiſſible de votre aveu, quoiqu'il ſoit contre nature ; ſur-tout quand on entendra par *tous les jours* ceux dans leſquels l'adhéſion aura lieu, & que M. Petit a eu, ſans doute, l'intention de faire entendre.

Puiſque vous êtes ſi difficile ſur l'article de la Grammaire, vous devriez bien faire légitimer à l'Académie Françoiſe l'expreſſion dont vous vous ſervez pour marquer l'exacte *adhéſion qui unit* la matrice au placenta. Car, à vue de pays, on vous en doit la découverte, ou, du moins, à ce que je ſçache, elle n'eſt pas plus d'uſage encore à la Ville qu'à la Cour. Qu'entendez-vous, Monſieur, par une exacte adhésion qui unissoit ? *Adhesio & unio sunt unum & idem.* J'ai appris en sixiéme que le premier mot est composé de la préposition *ad* & du verbe *hærere*, qui signifient en François *tenir à quelque chose.* Le second n'a pas d'autre signification que celle de la maniere dont un corps tient à un autre, & ne marque que ce qu'on entend par *adhésion.* Cette phrase, d'un goût moderne, qui n'est encore insérée dans aucun Vocabulaire François, a, si je ne me trompe, la même force que la suivante. *Le sang de la mere, qui ne trouve plus la même disposition à se distribuer dans le fœtus, employe la force de son impulsion à ébranler peu à peu l'exacte* UNION QUI UNISSOIT, ou l'exacte ADHESION qui faisoit ADHÉRER *le placenta à la matrice*, de même qu'une goutte d'eau ébranle les rochers, & taille des meules de moulin propres à être mises en œuvre. Or, je douterois qu'elle fît jamais fortune dans le Public.

Le Prophête Elisée sépara les eaux de la mer avec le manteau d'Elie, nous devons le croire ; mais il n'en est pas de même d'une goutte d'eau imaginée pour briser des blocs de pierre, & en faire ressortir des meules de moulin, ou tout au moins des matériaux propres à bâtir des Palais, quand elle tombe d'aussi bas que de la source d'où elle semble partir ; autrement, avec un pareil secret il y auroit, à coup sûr, une fortune à faire à Paris dans ce tems, où l'on a un goût décidé pour les bâtimens, pourvu que le propriétaire de la découverte eût la précaution de s'associer avec un Maître Maçon, pour lui donner du relief, parce qu'il faut que chacun s'occupe de son métier.

Si l'on ne sçauroit dire que vous soyez un homme miraculeux, au moins voulez-vous imiter, en qualité de petit Prophête François, le langage énergique des Hébreux ; car, à l'exemple de Jonathas, lorsqu'il fut sur le point d'être mis à mort pour avoir manqué d'éxécuter les ordres du Seigneur, dont il n'avoit pas été instruit, & qu'il dit, *gustans gustavi paululum mellis, & ecce morior*, vous nous avancez hébraïquement que le sang de la mere qui ne trouve plus la même disposition à se distribuer dans le fœtus, employe la force de son impulsion à ébranler peu à peu l'exacte ADHÉSION QUI UNISSOIT le placenta à la matrice. Seroit-il possible que votre amour-propre eût été assez sobre, avec connoissance de cause, pour priver votre intellect des alimens propres à lui donner la faculté de raisonner dans votre Langue? Quoi qu'il en fût, on ne pourroit ici prendre le change : le jargon d'un Médecin François comme vous, quoique Chevalier, ne peut jamais figurer avec les expressions d'un Prince tel que Jonathas, ni avoir le ton de la Langue Hébraïque.

Telle ignoble qu'ait été la condition

de nos peres, il y a de la ſottiſe à nous la reprocher. Si Noé eût prévu qu'il dût quelque jour s'élever la moindre diſpute parmi ſes deſcendans ſur le chapitre de la naiſſance, il étoit trop bon pere pour avoir manqué à prendre les moyens propres à l'appaiſer, en traitant, par exemple, d'une Charge de Secrétaire du Roi, qui auroit rendu tous ſes enfans égaux. Avec cette précaution votre maiſon, celle de M. Petit & la mienne dateroient de même antiquité, & nous n'aurions rien à diſputer aujourd'hui ſur le pas ou point d'honneur.

Les nobles ou ignobles exercices de nos aïeux n'influent certainement pas plus ſur nous, que les nôtres ſur eux. Nous ſerions bien à plaindre, ſi l'on ne jugeoit de ce que nous faiſons que par ce qu'ils ont fait; & de ce que nous ſommes, que par ce qu'ils ont été. Sem & Japhet étoient, ſans contredit, de très-honnêtes

gens,

gens, & Cham un aſſez mauvais ſujet; ni vous, Monſieur, ni M. Petit, ni moi, ne ſçavons duquel nous venons directement. Si la beauté de leur ame ou la détériorité de leur cœur étoient encore les titres les plus certains que nous puſſions produire pour mettre notre origine en évidence, ce ſeroit au Public à juger auquel des trois, vous, Monſieur, M. Petit & moi, nous appartenons légitimement. Au ſurplus, ſans porter le même nom, nous ſerions toujours parents, & nous nous devrions des égards en raiſon de la conſanguinité. Rapportez-vous-en à moi, Monſieur, rien n'attire plus l'admiration du Public ſenſé, que le vrai mérite qui réfléchit avec éclat du ſein de l'obſcurité.

Les deux tours de cordon, & pas plus, que vous preſcrivez à la fin de votre criſe, de faire aux doigts moyen & annulaire, la douceur & la modération que vous leur recommandez ſi ſtrictement pour les cas extraordinaires; l'air mystique avec lequel vous ordonnez d'approcher du sanctuaire de la conception dans ceux d'adhérence, sont des préceptes, on ne peut, plus sages. Mais pour se présenter dignement *dans le champ de bataille*, & pénétrer avec distinction *jusques dans les retranchemens* de la grossesse, il n'y auroit pas eu de mal, après avoir pris le soin de faire *rogner les ongles de fort près*, d'engager à se graisser les doigts de beurre.

Lorsqu'on vous représente, Monsieur, que *si le placenta & la matrice cessoient d'être exactement appliqués l'un à l'autre, il n'y auroit plus d'abouchement entre les vaisseaux qui les unissent*, vous ne répondez nullement à la question : car ce n'est pas y répondre que de tergiverser & de dire, que *le commencement de désunion que vous avez supposé, est tellement possible, sans qu'il s'ensuive une hémorragie, que la possibilité en est démontrée par le fait même*. Il ne s'agit pas ici d'un commencement de désunion, mais du défaut de l'application exacte du placenta à la matrice, qui suppose certainement la séparation des vaisseaux au moyen desquels l'un s'unit à l'autre. On vous démontre *qu'en pareil cas l'accouchement devroit être toujours précédé d'hémorragie, ce qui n'arrive cependant pas ;* & pour dépaïser le Lecteur, vous ajoutez que quelquefois *le décollement de cette masse est si bien achevé avant l'accouchement, & qu'elle suit l'enfant de si près, qu'elle sort d'un même jet avec lui, sans qu'il soit besoin de l'extraire, & que cependant l'hémorragie n'arrive qu'après son exclusion.* Si le placenta sort en même tems que l'enfant, sans qu'on ait été obligé de l'extraire, c'est une preuve qu'il étoit totalement désuni de la matrice ; & si l'hémorragie ne survient qu'après son exclusion, c'est que la désunion s'en est faite tout-à-coup par une violente contraction de ce viscère, qui, dans l'instant où elle a eu lieu, a tellement comprimé les vaisseaux abouchés dans l'endroit de leur union, que l'hémorragie n'a eu libre cours qu'après que cette contraction a été faite, & pour laquelle (sous votre bon plaisir) je revendique la qualité que vous attribuez à l'impulsion. En effet, le décollement n'est qu'une suite de la contraction, & le sang, bien loin de fluer librement pendant que la matrice se contracte, ne sort que relativement à la quantité qui est comprise à l'extrémité des vaisseaux abouchés depuis l'endroit où s'opere la diminution de leur calibre par le resserrement des fibres musculaires, jusqu'à celui où commence la désunion. Mais l'accouchement n'est pas plutôt fait, que ces vaisseaux ne se trouvant plus comprimés, resserrés, étranglés, rentrent dans leurs droits, & permettent un libre écoulement auquel rien ne s'oppose jusqu'à ce qu'ils soient suffisamment dégorgés. Si, au contraire, l'exclusion dépendoit de l'impulsion du sang, il eſt clair que l'hémorragie en ſeroit une ſuite néceſſaire, puiſque l'extrémité des vaiſſeaux continuellement impulſés n'auroit pas la force de lui réſiſter, à s'en rapporter à votre propre jugement.

Dès que vous êtes à l'affut des mots pour les examiner de près, & juger de leur bonne ou mauvaiſe qualité, il y auroit de l'injuſtice de votre part à trouver mauvais qu'on usât envers vous de repréſailles ; car c'eſt ſans doute à vous, Monſieur, que l'on eſt redevable d'avoir fait une liaiſon de *jamais* avec *preſque toujours*, ce qui vaut au moins le partage que vous me reprochez d'avoir fait d'*HENNINGIUS ARNISŒUS* en deux portions; comme ſi le mal étoit plus grand, pour déſigner Jules-Céſar, de me ſervir tantôt du nom de Jules, tantôt de celui de Céſar, en ayant la même intention que celle que j'ai eue, lorſque je me ſuis ſervi tantôt du nom d'*Henningius*, tantôt de celui d'*Arniſœus*, pour citer *Hen-*

ningius Arnisæus ; sitôt que celui-ci est le seul des *Henningius* qui ait parlé des longues grossesses ; car voici ce que vous dites : *Si jamais l'adhérence du placenta à la matrice, n'occupe toute son étendue, & si cette adhérence n'est qu'à la circonférence, le centre ne doit jamais cesser d'être libre.* Or ce n'est pas être bien correct, que de dire que *le centre est presque toujours libre*, après avoir sçavamment observé *qu'il n'y a aucune autre portion du placenta que celle de la circonférence, par où il puisse jamais s'unir à la matrice.*

Je m'apperçois encore d'une autre absurdité, Monsieur, dans laquelle vous auriez du éviter de tomber si précipitamment, par égard pour votre scrupule, auquel elle pourroit (si je ne me trompe) donner quelqu'atteinte. Vous sçavez (puisque vous prétendez nous l'enseigner) *que la matrice a des vaisseaux de rapport destinés à ramener à la masse, non-seulement le sang qui revient du fœtus, mais encore celui qui a manqué de s'y distribuer, faute d'avoir pu traverser le placenta.* Malgré ces profondes connoissances, vous avancez que *l'engorgement* dont la matrice est susceptible, lorsque le sang qu'elle charie ne peut traverser le placenta, n'est pas capable de l'empêcher de se contracter ; mais je sçais aussi (ce qu'il seroit à propos que vous sçussiez) que les artères peuvent se prêter à l'impulsion du sang, jusqu'au point d'en être engorgées, en raison de ce que les vaisseaux de rapport (vous comprenez que ce sont les veines) auront perdu une partie de la propriété de le charier, en raison du relâchement de leurs fibres, conséquemment de leurs parois ; propriété qu'elles ne manquent jamais d'avoir de le ramener à la masse, tant qu'elles sont dans l'état naturel ; ainsi que l'engorgement arteriel subsistera jusqu'à ce que le système veineux ait recouvré son ton, son élasticité. Je sçais encore que cet engorgement peut se soutenir pendant des années entieres dans une matrice pléthorique, & que la paralysie en sera la suite presque inévitable. Je sçais enfin qu'il n'en faut pas davantage pour prolonger la grossesse & retarder l'accouchement, jusqu'à ce que les nerfs & les fibres musculaires de la matrice dégagés de la pression qui leur venoit de la part des artères engorgées, ayent recouvré leur propriété.

On est bien éloigné de croire, Monsieur, que tout votre acquis consiste à sçavoir qu'il existe des *vaisseaux de rapport utérins*. La pratique vous a certainement fourni quelques exemples de personnes attaquées de paralysie d'une partie du corps, sans que les autres en souffrissent. Vous n'ignorez point qu'en pareil cas le mouvement musculaire de l'endroit paralysé, étoit suspendu pendant autant de tems que la cause de cette maladie subsistoit. Or tant que le mouvement étoit suspendu, la contraction des fibres musculaires de la partie malade, n'avoit indubitablement pas lieu, *quoique les vaisseaux de rapport* eussent une partie de leur faculté naturelle de charier le sang qui leur avoit été transmis, & que ce sang y coulât presqu'aussi librement que si les nerfs eussent joui de la sensibilité & de l'irritabilité qui leur est propre. Cela posé, je demande, 1°. (sans plaisanterie, car il n'est pas bon de toujours plaisanter,) si la matrice est à l'abri de cet accident plus que toute autre partie du corps ; 2°. si cet accident ne peut pas arriver & se soutenir dans l'état de grossesse jusqu'au terme de huit, de neuf, de dix, de quinze jours & d'un mois par-de-là celui de dix mois & dix jours, où vous avez fixé l'accouchement le plus tardif ; comme il arrive & subsiste d'expérience, dans l'état de paralysie de toute autre partie du corps. Voilà *franchement* une maladie, Monsieur, (supposé que vous ne refusiez pas d'en admettre la posſibilité) que vous ne pouvez méconnoître pour une de celles qui prolongeront plus ou moins la groſſeſſe, & qui retarderont l'accouchement. J'oſe croire qu'il faudroit être bien peu jaloux de conſerver ſa réputation, pour oſer haſarder une négation en pareille circonſtance.

Mais j'oubliois que vous me diſpenſiez de vous rapporter des exemples de maladies capables de prolonger la groſſeſſe, de même qu'il en eſt qui (de votre aveu) peuvent l'abréger. Vous m'en fourniſſez un qui doit être excipé de la liſte générale de celles auxquelles vous attribuez la vertu de faire avorter. C'eſt l'adhérence ſquirreuſe. Dieu me garde de vous reprocher, à l'imitation de M. Petit, que vous bleſſez ici la vérité. Je préfererois de rejetter cette faute ſur la diſtraction qu'un Médecin auſſi occupé que vous l'êtes, ne peut éviter au milieu d'un concours perpétuel d'affaires; ou ſur un *lapſus calami*; ou, ſi vous l'aimez mieux, ſur l'inattention d'un Copiſte, ou ſur une erreur d'impreſſion qu'il y auroit de la platitude à reprocher dans une page d'*errata*.

Vous n'ignorez pas que l'adhérence ſquirreuſe locale, n'empêchera point la conception ; je pars de-là pour conclure qu'elle ne s'oppoſera pas plus au prolongement de la groſſeſſe, & voici comme je m'y prends.

Vous admettez l'adhérence ſquirreuſe, on en eſt convenu. Vous ne diſconviendrez pas plus que cette adhérence ne puiſſe ſurvenir au *centre du placenta*, dont les mammelons ne s'abouchent jamais avec ceux de la matrice qui, par cette raiſon, eſt à l'abri, dans cet endroit, de l'impulſion que vous rappelleriez peut-être encore à votre ſecours (ſans faire attention au ſquirre) ſi les vaiſſeaux du centre étoient dans l'état naturel, ſuſceptibles *de l'union que contractent toujours ceux de la circonférence* : mais vous êtes formellement oppoſé à cette opinion. La théorie nous apprend qu'une telle adhérence doit ſubſiſter juſqu'à ce que le centre ſquirreux du *placenta* ou ſoit tombé en fonte, ou ait été ramolli, ou ſoit venu à ſuppuration. Ou la ſonte, ou le ramolliſſement, ou la ſuppuration ſe feront ou plutôt, ou plus tard, ou ne ſe feront point du tout. S'ils ſe font avant la maturité de l'enfant, la matrice ſe contractera en raiſon de la vacuité que la tumeur qui aura diſparu lui aura procurée, & l'avortement ne manquera pas d'avoir lieu. Si, au contraire, l'un ou l'autre de ces effets arrive plus tard qu'à cette époque, la groſſeſſe ſera prolongée d'autant de tems qu'ils auront tardé à paroître. Si enfin le ſquirre ſubſiſte des années entieres, l'enfant pourra devenir ſquirreux lui-même, ſe pétrifier dans la matrice & n'en pas ſortir, tant que l'adhérence devenue plus opiniâtre par les accidens, ſe ſoutiendra.

Après être convenu de la poſſibilité de l'adhérence ſquirreuſe, & vous avoir démontré qu'elle est très-capable de prolonger la grossesse, il ne sera pas difficile de vous faire reconnoître les signes tant diagnostics que prognostics qui serviront également à établir ce prolongement; à moins qu'on ne puisse prouver qu'il n'y en ait pas d'aussi propres au squirre, qu'il y en a de propres à toute autre maladie: mais ces signes n'induiront point un *Médecin* à employer une méthode capable de hâter un accouchement tardif, uniquement par la crainte que cet accouchement n'arrivât; parce qu'il faudroit en supposer un assez dépourvu de raison pour confondre un prolongement de grossesse (abstraction faite de la cause) dans la classe des maladies. Un Physicien qui refuseroit encore de reconnoître la fonte, le ramollissement ou la suppuration des squirres pour des causes capables d'abréger la grossesse, en proportion de la rapidité de leurs progrès, ne mériteroit pas plus d'attention que le premier. Un troiſiéme enfin qui rejetteroit les raiſons inverſes pour nier la poſſibilité des accouchemens tardifs, s'expoſeroit à jouer un perſonnage équivalent.

C'eſt dans ces circonſtances critiques où l'enfant ne prend pas pendant les quatre derniers mois de groſſeſſe un volume double de celui qu'il acquiert depuis l'inſtant de la conception dans l'ordre le plus commun. Ainſi, faire de l'un ou de l'autre de ces trois cas ſuppoſés une régle invariable pour tirer la ſomme de la multiplication du volume de celle du nombre des mois & la tourner en ridicule, ce ſeroit donner lourdement priſe ſur ſoi. Le Public ſaiſit volontiers l'occaſion de rire aux dépens de qui il appartient; mais l'exagération outrée eſt tellement oppoſée à ſon jugement qu'elle ne lui permet pas de s'en occuper. Il ſent que lorſqu'une groſſeſſe ſe prolonge, le volume de l'enfant étant accru du double à la fin des quatre derniers mois ou environ, qu'elle a duré, ce volume n'eſt alors que ce qu'il ſeroit, ou à peu près, au terme de neuf mois, ſi le prolongement n'eût pas eu lieu.

Au ſurplus, le volume de l'enfant eſt toujours proportionné au réduit où la conception & l'accroiſſement du fœtus s'operent ; & la groſſeſſe ne ſe prolonge que parce que l'accroiſſement ceſſe de ſe faire ſuivant l'ordre le plus commun ; & que les progrès en ſont interrompus, ſuſpendus, intervertis par les maladies qui ſurviennent à l'embrion pendant ſon cours. Il n'y a donc pas plus d'avantage à tirer de la plaiſanterie qui finit par la groſſeſſe de la femme Pechina, qu'en devroit eſpérer un Calculateur des Charniers qui auroit des prétentions ſur une place de Chef de Bureau des Fermes, pour avoir préſenté un projet, dont le but ſeroit de prouver que le tiers de cent vingt n'eſt pas quarante. Un Médecin qui s'ingereroit encore de prendre un ton parmi les Accoucheurs diſtingués, pour avoir prescrit d'entrée de jeu *des saignées réitérées*, *des fomentations*, *des bains d'eau tiéde*, *des topiques stimulans* aux femmes qui sont en travail d'enfant, & qui gorgeroit de potions emmenagogues, de purgatifs, de vomitifs, &c. &c. de pauvres malheureuses sur le point de rendre l'ame, ne se promettroit pas avec plus de fondement, de séduire le beau sexe par une question si effrayante. Le Docteur Sangrado se seroit contenté de les gorger d'eau commune; le Malade imaginaire de prescrire un clistère, une saignée & un purgatif simple, sans risquer de voiturer chez chacune d'elles autant de drogues qu'il en faudroit pour remplir le magasin d'un Apothicaire, & d'herbes que pourroient en ramasser pendant une année entiere tous les Botanistes de Paris. Mais j'oubliois que chacun a sa méthode particuliere de traiter.

Je crois avoir rapporté les signes qui peuvent annoncer un prolongement de

grossesse

grossesse dans le cas d'un squirre ; on peut encore en enseigner un autre pour les cas où cette maladie ne sera pas de la partie : c'est le tems qui excédera le terme le plus ordinaire, & dont on pourra être certain, après s'être assuré du moment de l'impregnation ; comme je l'ai détaillé dans ma Réponse à M. Harrer, que l'on peut consulter.

Vous trouvez ridicule, Monsieur, d'entendre dire à M. Petit, *que la logique de quelqu'un qui concluëroit que les monstres n'existent point de ce qu'il ne pourroit imaginer la cause qui les produit, ne seroit pas bonne* ; & pour vous venger d'une pareille insulte, vous lui répliquez que *son raisonnement est peu sensé, dès qu'il a l'injustice de vous déférer des honneurs qui lui appartiennent entierement*, & cela, *parce que vous n'avez jamais donné pour preuve négative des accouchemens retardés, l'ignorance où l'on est des signes qui pourroient les faire pronostiquer.* Souffrez, Monsieur, que j'aie l'honneur de vous faire obſerver *que vous ne croyez pas qu'il ſoit poſſible d'imaginer aucune cauſe qui prolonge la groſſeſſe*, uniquement parce que vous ne voulez ou ne pouvez pas prendre la peine de la concevoir. Or dès que vous ne niez la poſſibilité du prolongement, que parce que vous n'en concevez pas la cauſe, c'eſt (ce me ſemble) donner pour preuve négative des accouchemens retardés, l'ignorance où vous êtes de ces cauſes (qui valent bien des ſignes) ſur leſquelles on pourroit en établir la poſſibilité ; c'eſt donc raiſonner trop peu conſéquemment pour mettre ſa logique à l'abri de l'apoſtrophe ; car il ne manque rien ici pour rendre le reproche exact & raiſonné.

Vous avez encore d'autres objections à lui faire ſur ſes infidélités. *Premierement, il n'eſt nullement vrai que les femelles des animaux n'aient qu'un tems dans l'année pour ſouffrir les approches du mâle.* Vous aſſignez en témoignage *les jumens*, *les âneſſes*, *les vaches, les truies, les layes, celles qui sont domestiques, les brebis, les chiennes, les chattes, les hases tant de lapins que de lièvres, les femelles des rats & des souris, celles des pigeons, les poules, les cannes, les oies, les moineaux, les bouvreuils, les serins, & beaucoup d'autres petits oiseaux qui font deux couvées par an.*

Mon intention, Monsieur, est de vous rendre la justice qui vous appartient, & pour n'y manquer en quoi que ce soit, je vais m'arrêter à chaque espece d'animaux, dont vous venez de donner la liste. Je commence par les jumens.

On sçait que les jumens portent un an entier. Ainsi votre appel au tribunal de cette premiere espece, sera mis au néant, aussi-bien qu'à celui de l'ânesse, dont la portée est la même que celle de la jument. La plénitude des vaches dure neuf mois entiers. La seule différence qui se trouve entre ces animaux, les deux premieres especes dont nous venons de parler, &

les femmes, porte sur l'intempérance de celles-ci, & la tranquillité des autres pendant le tems de leur gestation, comme je l'ai fait remarquer dans une brochure intitulée : *Question importante.* Vous n'avez probablement pas réfléchi sur les mœurs des femelles des animaux, lorsque vous vous êtes figuré qu'elles avoient plus d'un tems ; c'est-à-dire, qu'elles étoient assez peu retenues pour souffrir pendant le cours d'une ou de près d'une année, pendant le cours d'un, de cinq, de six mois, &c. qu'elles étoient pleines, les approches du mâle. On ne peut pas faire plus de reproches de libertinage à celles-ci, aux truies, aux layes, que vous regardez toutes comme fauves, aux brebis, qu'aux chiennes, aux chattes, aux hases, &c. qui vous paroissent indifféremment domestiques, tant de lapins que de liévres, qu'aux femelles des rats & des souris, qui refusent & évitent de même que les autres, *l'approche du mâle*, dès qu'elles ont conçu. Vous aurez la bonté de faire attention en passant, que parmi le nombre de ces dernieres il en est qui ne portent que deux fois l'an, telles que les brebis & les hases de liévres ; conséquemment qu'elles n'ont que ce tems pour souffrir l'approche du mâle, tandis que d'autres portent jusqu'à douze fois, & reçoivent en même tems les caresses des mâles de leur espece. Quant aux pigeons, aux poules, aux cannes, aux oies, aux moineaux, aux bouvreuils, aux serins & aux petits oiseaux, qui ne font, à ce que vous croyez, que deux couvées par an, vous ne me refuserez pas, je l'espere, la grace d'écouter ce que l'expérience m'a appris.

Pour ne pas abuser de votre complaisance, je vous dirai en deux mots que les femelles des pigeons domestiques font une couvée par mois; les fuyards, cinq à six par an ; les poules, deux, quelquefois trois, de même que les cannes & les oies : les femelles des moineaux ;

celles des bouvreuils & des ſerins, une ou deux, & que pendant qu'elles couvent, elles évitent, autant qu'il eſt en elles, l'approche du mâle qui les ſollicite à ſe rendre à l'empreſſement qu'il a de multiplier ſon eſpece, parce qu'elles ſentent que l'exercice auquel il eſt diſpoſé, y ſeroit contraire.

Vous objectez, en ſecond lieu, *qu'il n'eſt pas vrai que les animaux ne ſoient point aſſujettis à l'évacuation menſtruelle, ne fût-ce que la guenon.*

Chaque être en a un autre avec lequel il ſympathiſe, & un pour lequel il n'a que de l'antipathie. A commencer par les élémens juſques au régne animal, on y trouve des exemples de ces deux extrêmes; l'air s'allie avec le feu, l'acier avec l'aimant, l'animal raiſonnable avec ſon ſemblable. Par une cauſe inverſe, le feu eſt incompatible avec l'eau, l'aimant avec l'or; & vous, Monſieur, pour faire exception à la régle générale, vous choiſiſſez la guenon, pour l'aſſocier à vos idées. Je ne chercherai point à pénétrer ſi la ſociété eſt bien ou mal aſſortie, dès qu'elle eſt de votre goût; mais je vous prierai d'obſerver que la comparaiſon de la guenon ſur l'article des régles, ne va pas plus à une jolie femme, que celle d'un magot iroit à un aimable Cavalier, pour l'annoncer au Public.

Ces réalités ſur la ſympathie & l'antipathie, ne nous apprennent rien de nouveau ſur la conception de certaines jeunes femmes qui n'ont pas encore éprouvé les révolutions menſtruelles, ni ſur l'impuiſſance de concevoir à laquelle ſont réduites d'autres femmes bien réglées. Il eſt des cauſes intrinſeques qui ſe prêtent prématurément à la conception des unes, de même qu'il y en a de contraires qui s'oppoſent à celles des autres, quoique nubiles. Il ne ſeroit pas moins vrai, quoique ces cauſes ne fuſſent pas plus connues que vous imaginez que le ſont celles du prolongement de la grossesse & de l'existence des monstres, qu'elles n'existassent pas réellement, puisque l'expérience les confirme.

Vous ne cesserez donc jamais, Monsieur, d'émousser votre intellect sur le fait que j'ai tiré de la Dissertation de M. Wagner, d'après M. Heister, qui étoit aussi habile homme & profond Physicien, ne vous en déplaise, que *bon Hollandois*, comme vous le dites? Il y a grandes apparences que vous seriez encore à sçavoir de quelle source je l'ai tiré, sans les bons ou mauvais offices d'un de Messieurs vos Confreres, qui est cependant de même opinion que moi, sur la possibilité des naissances tardives. Ce Médecin, après m'avoir évité la peine d'en faire la recherche dans l'original, m'en prêta une assez mauvaise copie imprimée en Allemagne, où les accents Grecs n'étoient que très-imparfaitement marqués. Je l'envoyai précipitamment à l'impression sur sa bonne foi, ſans y faire autrement d'attention. Je pourrois lui repréſenter ici, qu'il étoit dans l'ordre de la bienſéance de ne pas courir ſi promptement ſe faire auprès de vous un mérite de la bonne idée que quelques qualités me donnoient aſſez de ſes lumieres pour n'y pas regarder de plus près. Au ſurplus, vous ſçûtes profiter de la démarche, & je ne dois pas blâmer votre conduite. Mais ce tour, qui n'eſt pas de la premiere délicateſſe, ne fait rien au fond de l'affaire. Peut-on s'en rapporter à MM. Wagner & Heiſter, ou non, parce que je les ai cités ſur la parole d'un de MM. vos Confreres, qui n'eut rien de plus preſſé que de vous en inſtruire, en quittant la plume dont il s'étoit ſervi pour ſigner notre Conſultation ? Le Bouvier Hollandois ou Allemand, indépendamment de l'obſcurité de ſa profeſſion, ne pouvoit-il avoir aſſez de probité pour mettre à l'abri de toute inſulte la pudicité de l'animal confié à ſa garde? Pour moi, je crois que les mœurs ſont de tous états, & je craindrois de manquer également au ſens commun qu'à l'honnêteté, d'avoir la moindre ſuſpicion ſur la bonne conduite d'un honnête homme Bouvier, en faiſant grace à la mauvaiſe d'un autre qui ſeroit d'une condition ſupérieure.

Il ſemble que vous n'ayez de goût que pour les perſonnalités? Vous avez attaqué ma *bonne foi & ma fidélité* dans votre écrit précédent. Vous en voulez dans celui-ci à la foibleſſe de mes connoiſſances. Pour moi, Monſieur, je ne vous accuſe ni de l'un, ni de l'autre; je me contente de vous prouver que vous êtes le coupable; l'on m'a appris qu'en matiere grave, il valoit mieux prendre ce dernier parti. Au ſurplus, l'on eſt toujours dédommagé d'une accuſation outrageante, quand elle n'eſt appuyée que ſur une atteſtation mal motivée: qu'on a, d'ailleurs, pour la détruire des Auteurs auſſi graves que MM. *Heiſter & Wagner, ſon diſciple, un Bouvier*, honnête *homme, & une chèvre qu'il a gardée à vue.* Voyons si l'autre preuve dont M. Petit s'appuie, a moins de solidité que celle-ci.

M. de Buffon fixe le terme de la gestation de la chatte à six semaines. M. Valmont de Bomare & l'Auteur de l'article Chatte du Dictionnaire Encyclopédique, assurent qu'elle ne met bas qu'au bout de cinquante jours. M. Petit vous dit à ce sujet : *que quand vous avez avancé que tous les êtres, tant animaux que végétaux, se reproduisent toujours dans le même espace de tems chacun selon son espéce, vous avez avancé une chose qui n'est rien moins que certaine.*

Vous convenez de la différence de ces opinions sur ce même fait, & pour éviter prudemment de vous faire une querelle avec l'un ou l'autre des deux Auteurs cités, vous ne prenez ouvertement le parti ni de l'un, ni de l'autre, & vous ne mettez en cause que M. Petit avec lequel il faut que vous croyiez la nature capable d'avoir fait un écart, en exceptant un ſeul animal de la loi qu'elle a rendu commune à tous les autres. Il eſt vrai que ſi elle eſt capable de cette erreur, vous jugez plus raiſonnable de la rejetter ſur l'une des deux opinions qu'on vous oppoſe, & vous rappellez qu'il eſt poſſible que les hommes ſoient plus ſujets à ſe tromper que ne l'eſt la nature; je veux bien conſentir ici à ne vous pas contrarier ſur *le memento*, parce que vous êtes plus capable que perſonne de le mettre en évidence.

D'une autre part, *en ſuppoſant le terme variable dans la chatte*, répliquez-vous, *s'enſuivroit-il, que quand vous avez avancé que tous les êtres créés, tant animaux que végétaux, ſe reproduiſent toujours dans le même eſpace de tems, ſelon ſon eſpéce, vous avez avancé une choſe qui n'eſt rien moins que certaine?* Je ne crois pas l'accuſation fauſſe, quelque fine que ſoit la tournure que vous voulez lui donner en appellant à votre ſecours *les chênes*, *les choux & les potirons.* Il n'eſt pas queſtion ici d'une parade, M. le Chevalier; on peut comprendre dans une réplique le regne végétal avec l'animal, ſitôt que vous avez compris dans votre lettre *tous les êtres créés, tant animaux que végétaux*. L'on vous *tyranniſe* donc moins avec une réponſe ſemblable, que vous ne révoltez les gens avec des raiſonnemens peu meſurés, & qui ne peuvent partir que de la tête d'un homme *qui n'eſt pas éveillé*, ou qui ſort d'un ſommeil extraordinaire, mais avant lequel il avoit imaginé que le terme de la reproduction eſt invariable pour les animaux comme pour les plantes, ce dont on peut s'aſſurer à la trente-troiſiéme page de votre dernier Recueil Epiſtolaire.

Nous ne voulons pas *plus entendre à toute force la durée de l'incubation des œufs de poule*, que celle des œufs de canne, de vautour & de hibou.

Nous ne ſuivons en cela que les obſervations des interprêtes de la nature; ſans avoir l'intention de faire plus de violence à cette ſage mere, qu'au texte des meilleurs obſervateurs. Nous choiſiſſons parmi le nombre, Ariſtote, qui, après avoir établi une regle générale pour l'incubation, nous expoſe des remarques particulieres qui y font exception, & un grand maître tel que vous l'êtes, en eſt encore à parer à cès coups de lames pour crier merci à M. de Réaumur, dont les expériences ne peuvent vous ſervir certainement de plaſtron. Ce Naturaliſte, pour imiter les productions générales de la nature, s'eſt ſervi des fours, & il faut avouer que l'Art a tout auſſi parfaitement ſupplée la nature qu'il le pouvoit ſous la direction d'un ſi grand homme. Mais, Monſieur, que l'Art a dans les mains des hommes, j'en atteſte les vôtres, une bien autre figure que celle de la nature; & que la nature ſe gouverne bien différemment que l'Art conduit même à ſa perfection ! Ariſtote s'y entendoit certainement auſſi-bien que nos plus profonds Phyſiciens, & j'oſe dire, un peu mieux que vous ; mais ſans s'en rapporter à des expériences que l'Art auroit pu lui fournir comme à tout autre, il s'attacha à épier la nature, à la ſuivre dans toutes ſes opérations : il parvint par ce travail à remarquer ſur mille, une couvée plus tardive de cinq jours que les neuf cens quatre-vingt-dix-neuf autres, & cela me ſuffit pour détruire vos aſſertions.

Puiſque vous vous en rapportez, Monſieur, aux directrices des poulaillers, vous apprendrez ſans humeur que dans l'inſtant où j'ai l'honneur de vous écrire, je ſuis inſtruit par des plus authentiques, que de quinze, treize ou onze œufs qu'elles auroient confiés à couver à une poule, le tiers éclora le premier jour, & le reſte, depuis le premier juſqu'au quatriéme. Elles m'ajoutent encore de vous prévenir de leur part, que le retard de la ſortie des derniers poulets (ſuivant leurs remarques) peut être attribué aux œufs les moins frais ; ce qui eſt moins indifférent que l'Hiſtoire de Caſtor & de Pollux, aſſez gauchement placée dans votre nouvelle édition d'invectives.

Si vous êtes curieux d'apprendre quel a été *le maître duquel M. Petit a reçu les élémens de la politeſſe, de la phyſique & de l'art des accouchemens*, je vous avouerai que je ne le ſuis pas moins de ſçavoir quel eſt celui de qui vous tenez les principes de votre brillante éducation.

On ne peut vous attribuer un *lapſus calami*, parce qu'il y a grande apparence que vous n'écrivez pas de votre propre main. Votre Imprimeur ſe défendra de l'avoir commiſe. Dans l'embarras de ſçavoir à qui l'on doive en déférer les honneurs, j'aime à faire grace au coupable, trouvant au ſurplus, dans vos écrits, aſſez d'autres objets capables de me dédommager de ce trait de généroſité.

L'éruption

L'éruption des dents, celle des règles; la digestion, le besoin de manger & de dormir, la circulation la respiration, &c. sont sujettes à de si grandes, de si fréquentes & nombreuses irrégularités, & la durée de la grossesse à des variations si rares & si légeres, qu'il n'y a aucune comparaison à faire des unes aux autres, bien loin que nous soyons fondés à donner à cette derniere une durée illimitée.

Il ne suffit pas de nous prévenir que vous n'admettez pas la comparaison d'une fonction de la nature avec une autre; il faut nous démontrer par votre raisonnement, que vous êtes admissible à faire preuves.

Vous accordez que l'éruption des dents, celle des régles, la digestion, &c. sont sujettes à de grandes, fréquentes & nombreuses irrégularités; que la durée de la grossesse, au contraire, est sujette à des variations si rares & si légeres, qu'il n'y a aucune comparaison à faire des unes aux autres.

Avez-vous bien réfléchi, Monsieur,

qu'en admettant *des variations rares ſur la durée de la groſſeſſe*, vous abjurez ouvertement votre héréſie ? En effet, il n'eſt pas queſtion d'avoir égard à la quantité, dans la circonſtance préſente; la qualité ſuffit pour être en régle. Une ſeule groſſeſſe de prolongée, ſuppoſe la poſſibilité du prolongement de dix mille : or, vous admettez des *variations rares*, c'eſt-à-dire, au moins la poſſibilité d'une groſſeſſe prolongée ; ainſi, vous ne révoquez plus en doute cette poſſibilité qui vous avoit paru juſques ici *ridicule* ; quant à la *légereté*, votre maniere d'écrire vous donne des droits ſur une qualité qui lui eſt tellement oppoſée, que vous nous diſpenſez de vous en croire ſur votre parole.

Nous n'aſpirons pas à ce que vous vous en rapportiez plus à notre ſerment, que nous avons le deſſein de nous en rapporter au vôtre. Mais ſi le prolongement de la groſſeſſe d'un mois & dix jours de plus que le terme ordinaire, muni de la ſignature de quelques Médecins, à laquelle vous avez ajouté la vôtre, suffit pour n'être pas réputé pour *une variation légere*, votre affirmation ne doit pas être reçue pour décider de la forme. Voyons si vous aurez meilleur compte en disputant sur le fond.

Le peu d'avance que peut avoir la maturité d'un fruit sur celle d'un autre, ne mérite pas d'être compté. Ce n'est pas être galant Physicien, que de refuser à une aimable femme quelques jours de plus que le dixiéme par de-là le dixiéme mois. Vous en conviendrez, si l'on vous prouve qu'un être insensible (un cerisier, par exemple) a reçu de la nature la propriété de produire des cerises mûres sur une branche, quinze jours plutôt qu'elle ne l'avoit accordé à une autre branche du même arbre. Deussiez-vous me donner encore un démenti, il n'en sera pas moins vrai que j'ai vu cueillir à la branche d'un arbre des cerises mûres à la fin de Juin, & d'autres à une autre branche du même arbre vers la mi-Juillet, parce qu'elles n'étoient parvenues à maturité que dans ce tems. Il convient de se posséder, Monsieur, quand il s'agit de supputer.

La décision des Vignerons de Bourgogne sur la prématuration du raisin & sa lenteur à mûrir, ne nous sera, je l'espere, pas plus contraire que celles des Vignerons de l'Orléanois sur le même objet. Ceux-ci commencerent (de ma connoissance) une année le douze Septembre leurs Vendanges, par rapport à la maturité du raisin, & furent forcés, la suivante, d'attendre la fin d'Octobre, pour tirer de leur récolte le même avantage que l'année précédente.

Entrons maintenant dans le Verger, pour voir si vous y serez plus heureux qu'aux vignes.

Tout arbre qui souffre, porte des fruits précoces; & quand le fruit est malade, on le voit mûrir & se détacher de l'arbre avant les fruits sains du même arbre. Vous n'appliquez ce principe aux végétaux, que parce que *les maladies, soit de la mere, soit du fœtus, vont toujours à avancer l'accouchement, & jamais à le retarder.*

J'ai démontré que la paralysie de la matrice prolongeoit la grossesse pendant autant de tems que cette maladie subsistoit. Quant au fœtus, , si une maladie étoit capable d'en procurer la sortie, ce seroit sûrement la petite vérole : or, d'après le rapport de Guillaume Fabrice, de Pierre Forestier, d'Horatius Augenius & autres, il paroît que la petite vérole n'a point hâté l'accouchement, puisque les enfans sortant du sein de leur mere, lorsqu'il n'étoit plus question de cette maladie, en apportoient les marques : les maladies du fœtus ne *vont donc pas toujours à avancer l'accouchement.*

Passons maintenant à l'application que vous faites de votre principe aux végétaux. *Tout arbre qui souffre, porte des fruits précoces.* J'accorde que tout arbre qui souffre, porte des fruits, mais de mauvais fruits ; car il en est des fruits, comme des écrits, qui sont bons quand ils viennent d'un cerveau sensé ; & mauvais, lorsqu'ils ſont le produit d'une Minerve dépravée. Vous ne regardez ces fruits comme précoces, que parce qu'ils ſont attaqués de maladie, c'eſt-à-dire, réduits à un état qui imite très-imparfaitement la maturité. Mais un fin gourmet ne s'y trompera pas. Pour vous mettre à portée de juger de la réalité du fait, ſouffrez que je vous faſſe une petite comparaiſon.

Il en eſt du fruit d'un *arbre qui ſouffre*, ou planté dans un terrein ingrat, comme du gibier d'un mauvais canton; parce que le gibier a plus ou moins de fumet, ſuivant la ſanté dont il jouit, les lieux qu'il habite ou les alimens qu'il prend. Les Rotiſſeurs de la vallée vous diront qu'ils ont le ſecret de lui prêter les apparences tant pour ſatisfaire les Bourgeois de condition, que pour y trouver eux-mêmes leur compte. Ce ſecret conſiſte à porter un lapin domeſtique, un perdreau couvé & élevé dans leur grenier, a un degré de putréfaction capable d'en impoſer à quiconque n'a pas le goût aſſez fin pour diftinguer le fumet naturel d'avec le factice. Ils vous avoueront encore sincérement, que, quand même les ingrédiens propres à donner du fumet à leurs viandes leur manqueroient, les latrines leur serviroient d'un expédient infaillible pour y parvenir.

Quelqu'un dont le goût dépravé l'auroit fait juger qu'un brouteur de choux, ainsi préparé, est un lapin de garenne, paroîtroit-t'il meilleur gourmet qu'un autre qui, ayant un foible décidé pour le fruit bien mûr, savoureroit une poire piquée d'un ver (& qui, par cet accident, joueroit la maturité) avec le même plaisir qu'il en mangeroit une autre excellente parvenue tout naturellement à sa maturité?

Il en est du génie comme du goût. On voit de grands & de petits êtres à deux pieds, *se tuer* à faire de l'esprit avec de bonnes & de mauvaises matieres qui, souvent encore, ne sont que le fruit de leurs épargnes le plus laborieusement oeconomiſées ; leurs productions, ſemblables à celles d'un Ebéniſte, qui, manquant de bois propre à établir des pièces de goût, ajuſte, comme il le peut, ſur un ſapin vermoulu, les broutilles qui ſe rencontrent ſous ſa main, pour en faire des piéces de marqueterie apparentes : elles flattent au premier coup-d'œil ; mais elles ne tardent pas à être reléguées dans le garde-meuble, ſi elles n'eſſuient pas un ſort plus cruel.

Vous ne faites le paralelle des enfans nés d'un part précoce, avec *les fruits qui ſont mûrs d'une maturité hâtive*, que *parce que l'arbre qui les porte a le tronc profondément carié & a perdu la moitié de ſon écorce.* Vous ne vous appercevez pas, M. qu'il s'enſuit de cette découverte, que les femmes dont les parts ſeront accélerés, doivent être entierement gangrenées, ſphacelées, & entierement écorchées de tête en pied. Car, à votre compte, les *marques d'imperfection* des enfans qui en naîtront, quoique *vivaces & viables*, ne manqueront jamais de provenir de ces causes.

Mais pour ne pas insister plus long-tems sur la dépravation d'un pareil raisonnement, je passe aux maladies qui retardent la maturité d'un fruit, au lieu de l'accélérer.

Qu'il en soit, pour un instant, des arbres comme des animaux. Qu'un arbre soit en partie, par exemple, frappé d'un air froid lorsqu'il porte son fruit; la maladie qui en résultera, en la considérant comme un catharre dont une femme grosse seroit attaquée, *hâtera-t'elle la maturité du fruit* de la branche malade? Ce fruit murira-t'il avant celui d'une branche du même arbre, qui n'aura pas éprouvé le même accident? Ou enfin, les uns & les autres *périront-ils avec l'arbre* en partie sain, en partie malade; *en tombant dans le desséchement ou la pourriture, avant ou après le terme de la maturité à laquelle*, suivant vous, *ils ne viendront jamais?* Pour peu qu'on veuille vous repasſer, on trouve dequoi s'y amuſer. En effet, ſi vous convenez que *les fruits puiſſent reſter à l'arbre plus de tems qu'ils n'ont coutume d'y demeurer pour leur maturité*, au moins *leur chûte en ſera-t'elle retardée juſqu'à ce tems*. Or, d'après votre aſſertion, la chûte de la poire ne peut ſe faire que par l'impulſion ſuppoſée des ſucs qui s'y portoient ; cependant la poire n'eſt pas tombée. Dites-moi donc, Monſieur, ce qu'eſt devenue la vertu de votre *impulſion* ?

Que le fruit ſoit mûr ou non, dès que vous le faites entrer en comparaiſon avec un enfant que porteroit une femme groſſe, il faut qu'il tombe de l'arbre à l'époque que vous lui avez aſſignée, quoique la nature & la raiſon s'y oppoſent : mais avant ſa chûte, je me ſervirai de l'autorité que l'un & l'autre me donnent, pour vous ſommer de démontrer la netteté de votre raiſonnement.

On voit dans certaines années contraires à la maturité, des fruits tomber d'un arbre ſain avant d'être mûrs ; & dans d'autres, il en tombe d'un arbre deſſéché, & qui conſéquemment eſt dénué de ſucs nourriciers.

Par quelle fatalité cette chûte ou cette ſéparation de la queue du fruit, ſe fait-elle d'avec la branche dans l'un & dans l'autre cas ? Car je ne vois d'autre cauſe que celle de la pénétration de l'air qui abſorbe la liqueur glutineuſe, dont la préſence formoit la liaiſon du corps contigu avec l'arbre ; en un mot, du fruit, qui a perdu alors la ſéve qui l'y attachoit.

En voulant *expliquer votre penſée pour expoſer par quel méchaniſme le placenta ſe diſpoſe à ſe ſéparer de la matrice, vous avez employé l'exemple d'une poire mûre qui, remplie de ſucs nourriciers autant qu'elle le peut être, n'en peut plus recevoir ; & eſt forcée de ſe détacher par l'impulſion du ſuc qui lui arrive de l'arbre, ſans pouvoir la pénétrer.* M. Petit vous répond à cela, que la comparaiſon de la poire n'eſt pas admiſſible ; parce qu'il n'en eſt pas de même de ce fruit, que de quelques autres, tels que le raiſin, l'alyſe, la ceriſe, la groſeille, &c. qui ne quittent point, l'un le cep, l'autre l'arbre ; les derniers, les arbriſſeaux auxquels ils tiennent ; ou les baies, leur pédicule, lors même qu'ils ſont parvenus en maturiré ; qu'ainſi, ce que vous avez dit ſur la poire, n'eſt pas une régle générale. Vous trouvez votre penſée angélique, & la réponſe de M. Petit *tout-à-fait inepte*, & vous débitez qu'elle ne touche, en quoi que ce ſoit, à la difficulté. *A peine étoit-il né, que vous ſçaviez qu' l y avoit beaucoup de fruits dont le pedicule fait corps avec l'arbre qui le porte* (tout autre que vous auroit dit, qui les porte) *& ne s'en détachent jamais, ce qui vous eſt* FORT INDIFFÉRENT *pour le point en queſtion.*

Je ne ſuis point étonné, que ce qui intéreſſe le Public, vous devienne *indif-*

ferent; vous avez fait vos preuves de goût ſur l'article. L'argument de M. Levret, n'eſt donc plus à vos yeux qu'une piéce pitoyable, dès qu'il eſt devenu *banal*. Il vous eſt contraire, cela ſuffit pour que ſon Auteur ne puiſſe pas eſpérer un traitement honnête dans le répertoire de vos réflexions. Cependant M. Levret l'avoit mis au jour lors même que vous lui avez fait, par extraordinaire, un joli compliment, pour m'en faire un aſſez déplacé. De graces, quel eſt le Sylphe qui vous inſpire? Vous n'avez pas aujourd'hui de matiere plus propre à quereller M. Levret ſur ſon argument, que vous l'aviez alors. Au reſte, une inſulte n'eſt pas une démonſtration; cela n'empêchera pas le Public de penſer, que *ſi la nature peut, en avançant le terme de l'accouchement de deux mois, produire des enfans viables, elle ne puiſſe en faire autant en le retardant d'autant.* Il ne s'agit plus que de réaliſer la poſſibilité de la premiere queſtion, pour réſoudre la ſeconde. Si nous y parvenons, la propoſition inverſe à laquelle vous nous renvoyez, doit être miſe au rang des mauvais bons mots qui font fortune *ſur les théâtres des Boulevards.* Mais il eſt inutile de ſe mettre à la torture pour prouver que les femmes accouchent au terme de ſept mois comme à celui de neuf; il n'y a aucun Royaume, aucune Province, aucune Ville, aucune Bourgade, aucun Hameau, où le fait ne ſoit arrivé, donc, &c.

Pour ne vous pas faire d'injuſtice, voyons ſi l'expérience ſera auſſi favorable à l'inverſe que vous propoſez pour exemple. *Si la nature peut, en éloignant le terme de l'accouchement de neuf mois, produire des enfans viables, elle* ne pourroit *pas en faire autant en l'avançant de neuf mois.* Il ne faut pas être Phyſicien pour ſentir l'ineptitude de votre repriſe, à laquelle on pourroit faire la réponſe ſuivante, pour aller en avant avec une égale force d'eſprit. Si la nature peut produire un enfant bien conformé dès l'inſtant de ſa conception, pourquoi n'ajouterons-nous pas foi à la métamorphoſe en hommes & en femmes, des pierres que jetterent derrierre eux Deucalyon & Pyrrha, pour réparer le genre-humain ? Auriez-vous bonne grace à préſent, M. à tirer ſur les rêveries de Pline & de Cardan ? Vous êtes le partiſan du ridicule exceſſif, & n'avez d'averſion que pour ce qui eſt ſimple & naturel. Vous ne voulez pas qu'on en croye ſur ſes écrits M. Levret, dont les lumieres & la probité ſont univerſellement reconnues & avouées, & vous exigez que nous nous en rapportions à la converſation que vous eûtes avec M. Petit chez un de vos malades, en préſence de M. Bourgarel, cet honnête homme, qui ſembleroit, à vous en croire, ne devoir être connu par le monde, qu'à l'occaſion de la citation que vous en faites ? Malgré la probité de votre témoin, que j'honore sincérement, seriez-vous à sçavoir que *testis unus, testis nullus*; qu'en matiere criminelle & civile un certificat isolé ne devient pas plus utile à l'intimé, que le seroit le sien au témoin qui compteroit sur cette piéce, pour justifier de sa gravité ?

Vous avez rangé *parmi les raisons que l'on a de ne pas croire aux longues grossesses, l'ignorance parfaite des causes qui pourroient leur donner lieu.* Et c'est à ce sujet que M. Petit vous *demande si l'ignorance où l'on est de la cause du magnétisme, de l'électricité & du retour périodique des fiévres intermittentes, est une raison pour nier l'existence de ces trois phénomènes ? Comme s'il y avoit*, répondez-vous, *le moindre doute sur l'existence de ces trois phénomènes, & qu'il n'en restât aucun sur celle des naissances tardives.* Quoi que nous en puissions dire, vous ajoutez *qu'il est moralement impossible d'établir la preuve de ces derniers.*

Mais si l'on peut avoir la connoissance

exacte

exacte du moment de l'imprégnation, on n'aura plus aucun doute sur la légitimité d'un enfant qui ne naîtroit qu'à 11 mois à compter du jour de cette opération, puisqu'on se seroit assuré de sa réalité par ce moyen. Cette assurance détruiroit l'impossibilité morale qu'il y a, à votre avis, d'établir la preuve du prolongement de cette grossesse. Il n'est plus question que de trouver des témoins assez attentifs & incorruptibles pour se prêter à un examen qui cesseroit d'être ridicule & désagréable, sitôt qu'il s'agiroit de l'état des Citoyens & de la conservation de l'honneur des femmes, quoique vous les comptiez pour rien. Or, croyez-vous qu'il soit moralement impossible de rencontrer un homme dont la délicatesse soit assez grande, & la vigilance assez soutenue pour qu'on puisse lui confier un pareil emploi? N'auriez-vous pas, par exemple, vous, Monsieur, à qui j'ai l'honneur de parler, les qualités propres à rendre un aussi bon office à l'humanité ?

Vous ne voulez déférer l'affirmation aux femmes qui accouchent à neuf mois, que parce que *les choses qui sont dans l'ordre de la nature, qui sont sensibles & faites pour être apperçues de tout le monde, comme l'enfantement au terme de neuf mois, un peu plus, un peu moins, ne sçauroient jamais faire aucune difficulté ; mais que les faits extraordinaires, & s'il faut le dire, surnaturels, tels que des grossesses de onze mois & plus, ont besoin, pour être crues, de démonstrations de la plus lumineuse évidence*, mais *dont* vous venez, à votre idée, de nous *prouver l'impossibilité*. Je ne veux point ici vous dire que *la preuve des accouchemens tardifs dépend aussi-bien de l'affirmation de la femme grosse* de dix ou onze mois, que de celle qui ne l'est que de neuf, parce que vous n'avez pas assez bonne idée de la vertu du sexe pour y ajouter foi. Je m'en tiendrai *aux choses qui sont dans l'ordre de la nature, qui sont sensibles & faites pour être apperçues de tout le monde*, Physicien, Naturaliste & Physiologiste. Ce monde qui sçaura tirer de la possibilité de la paralysie de la matrice, que je viens de vous prouver, les inductions les plus fortes en faveur du prolongement de la grossesse, n'aura pas grande difficulté à en établir des preuves, & *une démonstration de la plus lumineuse évidence.* Quant à celles qui peuvent les détruire, & que vous prétendez avoir fournies, je vous prie d'indiquer l'endroit de vos œuvres où elles se trouvent ; car je ne regarderai jamais comme *une démonstration de la plus lumineuse évidence*, quelques bons mots confondus dans une complication de mauvais & une foule de contradictions qui servent de trame à vos ouvrages.

En effet, non content de vous partager en deux, comme j'en ai fait d'Henningius Arnisœus, vous vous mettez en quatre, pour venir à bout de vos fins. Tantôt vous observez que *le terme le plus strict qui est celui de neuf mois, a été fixé par les Médecins proprement dits qui ont traité cet objet relativement à ce qu'ils avoient observé dans le cours de la nature; tantôt qu'il n'eût pas été sage dans une matiere aussi importante & aussi délicate, où il s'agit de l'honneur des meres & de l'état des enfans, de procéder avec la sévérité la plus rigoureuse, & pour ainsi dire, militairement* (quelque contraire que soit cette conduite à l'ordre naturel) mais qu'on a pris ce parti *pour se mettre plus sûrement en garde contre la possibilité supposée, quoiqu'inconnue, d'une erreur qui n'auroit pu manquer d'être de la plus grande conséquence.* Dans un autre endroit, pour concilier les deux contraires, vous ne trouvez pas une grande *différence entre les avis des Médecins, tant proprement qu'improprement dits, puisqu'elle ne roule que sur l'espace qui s'étend depuis le premier jour du neuviéme mois, jusqu'au dixiéme jour du onziéme.* En vous faisant grace de ce galima-

tias, je vous demande seulement si la sévérité de ceux que vous appellez Médecins proprement dits, étoit assez éclaircie & exempte de passion pour faire loi, & si la délicatesse des Médecins *improprement dits*, peut leur tenir lieu de l'ignorance où vous les supposez avoir été de la marche de la nature ? Croyez-vous encore qu'il fût plus sage, d'accorder cette latitude sans connoissance de cause, que de ne la pas accorder, après avoir été éclairé des lumieres naturelles ? En suivant une telle doctrine, Monsieur, combien cette prétendue sagesse a-t-elle pu immoler de victimes ? Combien de voraces collatéraux se sont enrichis aux dépens des femmes fidelles & d'enfans légitimes à qui il importoit peu que cette manœuvre fût imaginée, *uniquement pour se mettre plus sûrement en garde contre la possibilité supposée d'une erreur qu'on ne connoissoit pas ?* Mais peut-on craindre une erreur de la possibilité de laquelle on n'a aucune connoiſſance? Y auroit-il de l'injuſtice à conſidérer celui qui feroit un ſemblable raiſonnement, comme un thermomètre, dont l'élévation & la dépreſſion dépendroient des différens dégrés de chaleur de ſon cerveau? Mais à qui comparer un Médecin qui ſuppoſeroit aux Légiſlateurs le raiſonnement ſuivant? » Les Médecins, en bornant la groſſeſſe, » à neuf mois dix jours, ont pu ſe tromper. Quoique nous ſçachions que le » fait ne ſoit pas poſſible, que riſquerons- » nous d'accorder vingt jours de plus? » La nature (par impoſſible) donne peut- » être quelquefois elle-même cette ex- » tenſion; & ſi cela eſt, en ſuivant trop » rigoureuſement la déciſion des Méde- » cins, nous pourrions rendre quelques » meres & quelques enfans victimes d'une » loi trop ſévère. Au ſurplus, le riſque d'é- » tendre un peu le terme, ne ſçauroit » être fort grand. On doit rarement pré- » ſumer qu'une femme, quelque mal-in-

» tentionnée qu'on la ſuppoſe, imite la
» Matrone d'Ephèſe dans les premiers
» jours de la mort de ſon mari, & s'il
» en eſt qu'elqu'une qui ait aſſez peu de
» mœurs & d'honnêteté pour le faire,
» ce ſera au moins une choſe très-peu
» commune ; il vaut donc mieux tomber dans l'inconvénient de laiſſer une
» coupable ſous la protection de la loi,
» que de riſquer d'ôter l'honneur à mille
» femmes innocentes, & à autant d'enfans légitimes.

Après avoir prêté aux Légiſlateurs une telle judiciaire & leur avoir fait tirer une concluſion ſi abſurde, vous feriez regretter aux mânes de Moliere que vous ne ſoyez pas né de ſon tems. Cet Auteur comique n'auroit ſurement pas manqué à vous rendre important dans ſa Comédie du Malade imaginaire.

Pour moi, je m'étois perſuadé juſques ici que les loix devoient avoir pour fondement *l'évidence la plus lumineuſe*, &

qu'on ne pourroit sans commettre la plus grande injustice, en établir aucune sur la possibilité de l'erreur : que l'on courroit enfin grand risque d'être injuste, d'accorder vingt jours de plus à la nature, en partant de l'incertitude où l'on est de ses variations sur le terme de la grossesse. Que ne préféroit-on de faire abstraction de *toute considération* jusqu'à ce qu'on eût trouvé des Médecins assez honnêtes gens & assez éclairés pour ne pas compromettre la Religion des Magistrats, & rendre les femmes & les enfans victimes de l'erreur. Je gagerois que vous vous contenteriez de pouvoir seulement établir une coutume qui vous autorisât à faire adopter l'opinion diamétralement opposée aux loix de la Nature.

Vous ne présumez pas *qu'une femme, quelque mal-intentionnée qu'on la suppose, s'abandonne au libertinage dans les premiers jours de la mort de son mari.* Je ne le présume pas plus que vous, & je parierois tout qu'elle aura été assez adroite pour prendre les arrangemens d'avance & du vivant de son mari. Au moins sur dix mille femmes libertines, à peine s'en trouvera-t'il une incapable de ce procédé ; mais quelque peu commune que vous supposiez l'aventure, au moins elle peut arriver une fois, ce qui suffit pour éviter de tomber dans l'inconvénient de *laisser une coupable sous la protection de la loi, au risque même d'ôter l'honneur à mille innocentes, & l'état à autant d'enfans légitimes.* Or, ces considérations valoient bien la peine, Monsieur, que les Législateurs ne se décidassent à établir une loi qu'après avoir eu d'assez grands éclaircissemens pour ne pas donner dans des écarts où il n'y va pour les heritiers & pour les familles de rien moins que de la perte des biens, & de la réputation plus précieuse encore.

Puisque vous avez fait vos commentaires à discrétion, vous ne trouverez pas mauvais que j'en fasse un à mon tour. La loi qui fut faite par les Décemvirs, vous paroît préférable au jugement de Papirius & à celui d'Adrien : par quelle raison, s'il vous plaît ? pourquoi *Papirius & Adrien* auroient-ils été les Ministres de *l'injustice* & de la partialité, plutôt que les *Décemvirs* ? Si Papirius & Adrien sont de la classe des Juges qui n'ont commis que des injustices, uniquement parce qu'ils étoient d'un sentiment différent de celui des Decemvirs qui ont fixé le terme le plus étendu de la grossesse à dix mois & pas plus ; votre recueil d'assertions mérite qu'on lui fasse son procès, puisque vous y établissez une doctrine qui prolonge le terme de la grossesse de dix jours de plus que ne l'avoient décidé les Decemvirs. Si vous n'avez pas l'intention de vendre *votre suffrage au poids de l'or.* Au moins voulez-vous faire usage d'un moyen qui excede la loi des Décemvirs, sur laquelle vous vous appuyez : mais si vous connoissiez bien le Code de Justinien, Monsieur, vous y verriez que les loix dictées par Papirius & Adrien, n'ont pas paru moins graves à ce Légiſlateur, que celles qui ſont émanées des oracles les Decemvirs. Beaucoup d'Auteurs, perſuadés que le terme de la groſſeſſe eſt de neuf mois dix jours, veulent cependant bien accorder vingt jours par de-là, & parce que (après vous avoir vu adopter leur ſentiment) *on vous ſuppoſe la connoiſſance des cauſes de ce retardement*, vous clabaudez, comme ſi on avoit eſſayé de ravir votre honneur. de ce que vous ne ſentez pas qu'en donnant le double d'activité à ces cauſes, on retardera l'accouchement de deux mois & demi; » comment ne pas ſentir, objectez-vous ironiquement, que l'on eſt maître de moderer à ſon gré la marche des cauſes phyſiques, de maniere à éloigner les accouchemens, de même qu'on rallentit le mouvement d'un *tourne-broche* par la diminution du poids qui le fait mouvoir?

Je ne vois pas qu'il fût ſi abſurde de vous conſidérer comme maître d'éloigner à volonté les accouchemens, de même qu'un Marmiton ralentit le mouvement d'un tourne-broche par la diminution du poids qui le fait mouvoir, après avoir entendu votre jugement fixer d'abord la grossesse à neuf mois & dix jours, vous avoir vu ensuite élever le balancier qui le fait mouvoir d'un dixiéme de plus, & enfin vous l'avoir vu baisser d'un cran qui fait le tiers de votre second moyen. Votre tête va, comme vous le voyez, on ne peut pas mieux, avec *un tourne-broche*, auquel, cependant, il y auroit quelque réparation à faire.

On peut donc regarder, Monsieur, comme *l'exaction d'un mercénaire qui reçoit de votre générosité plus qu'il ne lui est du*, la demande de 20 jours de plus que le terme ordinaire; soit: mais je me trouve toujours embarrassé de quelle maniere je dois m'y prendre pour reconnoître votre procédé de générosité. Le caprice ou la raison vous font-ils accorder ces vingt jours de plus ? Si c'eſt le caprice, vous êtes blâmable d'expoſer ainſi les héritiers collatéraux à perdre leur légitime ; ſi c'eſt la raiſon, elle ne peut être fondée que ſur l'examen qu'on aura fait de la poſſibilité du fait qui, cependant, ſuivant vous, ne peut être examiné. Mais quel titre donnerons-nous, Monſieur, puiſque vous êtes ſi curieux d'en avoir un, à celui qui, ſans inſtruction, s'ingerera de faire des loix, uniquement fondé ſur ce qu'il ne connoîtra pas les cauſes d'un effet pris dans la nature même, dont la loi doit être la baſe de celles des hommes? Croyez-vous extraordinaire que l'on trouve peu d'équité dans ſes prétentions à être capable de faire ce qu'ont fait les Auteurs de Juriſprudence Médecinale ? Si vous n'avez jamais étudié la Juriſprudence, comme il paroît que vous vouliez en quelque façon en convenir, il n'eſt guères poſſible, à moins que vous n'en ayiez eu la ſcience infuſe, que vos principes de Droit soient vrais, conséquemment que l'application que vous en faites soit juste ; à moins que votre qualité de Chevalier ne vous donnât la propriété de détériorer des choses bonnes en elles-mêmes, & d'en pervertir l'usage. Si l'on vous a cité des principes de Jurisprudence, on ne vous les a cités que d'après des Législateurs, des arrêts, des autorités légales & authentiques, qui, comme vous le sentez, ne peuvent entrer en comparaison avec les idées d'un Médecin borné, de son aveu, dans la partie de la Jurisprudence, & qui en donne des preuves non équivoques.

Après avoir qualifié de faux le principe qui établit que *quand les désordres que l'on craint de l'admission des grossesses prolongées, seroient encore dix fois plus grands, ce ne seroit pas une raison de rejetter comme fausse une opinion dont la vérité est démontrée*, vous qualifierez de juste, sans contredit, celui qui établiroit qu'il n'y a rien de si raisonnable que d'admettre comme vraies *les choses* dont la fausseté est prouvée. En supposant donc avec vous que les longues grossesses soient fausses, la loi qui en fixe le terme à dix mois & dix jours, & dont vous êtes l'auteur, doit être nécessairement admise, parce que la fausseté de cette opinion (suivant vous encore) est prouvée. Mais des raisonnemens aussi ridicules ne sont-ils pas pires que tous les abus que la Justice a pour objet d'empêcher. Je crois fermement pitoyables, Monsieur, les objets que vous chosissez pour plaisanter sur les longues grossesses. Quelques attraits qu'aient pour vous les sophismes, ils sont incompatibles avec la gravité des Jurisconsultes. Je leur préfere constamment l'histoire des monstruosités qui sont du rapport de la Médecine, dès que vous n'avez d'aversion pour leur narration que parce que leur existence est démontrée.

Votre propension naturelle pour tout

ce qui s'apelle procédure, ne donne pas une idée médiocre, je vous l'avoue, des progrès que vous auriez pu faire au Barreau; c'est-à-dire, en qualité d'Officier subalterne : car

Tel brille au dernier *rang qui s'éclipse au premier.*

Mais si vous trouvez que c'est faire *une sortie indécente sur nos Législateurs, nos Loix & nos Magistrats*, que de vous dire, que vous faites *gauchement le Jurisconsulte* lorsque vous vous écartez de l'esprit des Législateurs, de celui des Loix & des Magistrats pour figurer l'homme important, vous devez appréhender qu'une conduite aussi peu décente que la vôtre l'est avec eux & avec nous aujourd'hui, n'éprouve la sévérité des uns & le souverain mépris des autres.

Il en est des Loix, Monsieur, comme de toute autre chose. Les Magistrats qui ont existé dans les siécles les plus reculés, y ont fait des réformes, à mesure

mesure que les lumieres de la Physique les ont éclairées ; l'esprit & la sagesse font tous les jours des exceptions. Par exemple, dans le cas d'une grossesse prolongée, ne le fût-elle que d'un mois au-delà du terme ordinaire, une femme reconnue pour avoir eu de mauvaises mœurs devant, pendant & après son mariage, donnera certainement à ses Juges une présomption qui les éloignera de conclure en sa faveur. Si, au contraire, il s'en présente une autre, qui n'aura pas donné la moindre atteinte à sa conduite, accouchât-elle à onze mois révolus après la mort de son mari, penseriez-vous, si vous aviez à décider définitivement de son sort, qu'il fût plus injuste de reconnoître son enfant pour légitime, qu'il n'a été juste de reconnoître celui de la premiere pour bâtard ? En prenant l'une & l'autre de ces deux meres à leur affirmation, auriez-vous plus de confiance à la premiere, qu'à la seconde ?

C'est à quoi le bon sens & l'esprit de la loi s'opposent, puisque la nature & la loi parlent en faveur de la derniere. *La loi des douze Tables, celle du Digeste, la Novelle trente-neuf, un article de la Coutume de Beauvoisis, & deux Arrêts de Cour souveraine que vous avez cités*; enfin tout ce que vous avez dit & pu dire, n'est pas capable de dissuader de cette vérité. Quant au *troisieme Arrêt*, dont vous voulez faire mention, il n'est nullement pour vous, puisqu'il porte sur une femme dont la conduite n'étoit pas irréprochable, qui, d'ailleurs, étoit entreprenante, & n'avoit pas les apparences pour elle. Mais pour qui avons-nous travaillé? remarquez-le bien: pour une femme de qualité généralement estimée & respectée de toute sa Province; pour une femme si peu capable d'en imposer, que quatre mois ou environ après la mort de son mari, ayant eu quelques marques que les personnes peu instruites regardent comme des preuves certaines de l'abſence de la groſſeſſe; elle le fit ſçavoir aux collatéraux qui n'ont pas manqué d'eſſayer d'en tirer parti, comme d'un moyen triomphant qui ne peut ſervir qu'à affoiblir leurs prétentions imaginaires, puiſque un aveu qui prouve la bonne-foi de la mere, détruit tous les ſoupçons que votre plume & celle de vos Aſſociés ſe ſont inutilement efforcé de donner ſur ſa conduite.

Vous ſeriez à plaindre (dites-vous) *ſi les Magiſtrats ne puiſoient pas dans des ſources plus lumineuſes que nos inſtructions.* La phraſe n'eſt ni honnête, ni réguliére. Si les Magiſtrats en effet ne puiſoient rien de lumineux dans nos inſtructions, nous ſerions les ſeuls à plaindre de n'avoir pu les éclairer; pour nous, nous avons à nous féliciter de vous avoir vu réuſſir à vous attirer juſtement leur indignation, par un écrit qui mérite de leur part quelque punition plus ſévere qu'un oubli ſuffiſant pour corriger un homme à ſentimens, dont le malheur ne peut consister tout au plus que dans le chagrin de ne les avoir pas instruits.

Quelqu'instance que vous fassiez sur le terme de rigueur, il ne sera pas plus de fortune au Tribunal de la Justice qu'à celui de la Littérature, jusqu'à ce que vous ayez démontré qu'il n'est pas possible qu'un enfant qui a été porté dix mois & dix jours, ne puisse pas l'être dix & quinze jours de plus.

Je finis, Monsieur, ma Réplique à votre premiere Lettre, en vous prévenant que je tarderai le moins qu'il me sera possible à vous faire parvenir celle que je fais à la seconde. Vous pouvez toujours compter qu'elle ne contiendra rien qui ne réponde autant que celle-ci aux sentimens avec lesquels j'ai l'honneur d'être, &c.

FAUTES A CORRIGER.

PAge 25, ligne 11, au lieu de *crier*, lisez *écrier*.
Page 40, ligne 15, au lieu de *celle-ci*, lisez *celles-ci*.
Page 72, ligne 2, au lieu de *n'existassent pas*, lisez *qu'elles existassent*.
Page 77, ligne 29, au lieu de *entendre*, lisez *étendre*.
Page 79, ligne 21, après le mot *quatriéme*, lisez *& cinquiéme du terme assigné par la Nature à la sortie des poulets de leur coque*.
Page 83, lignes 17 & 18 au lieu *d'arbte*, lisez *arbre*.
Page 88, ligne premiere, après production, lisez *sont*.
Idem, ligne 20, lisez *intérieurement*, au lieu *d'entierement*.
Idem, ligne 21, lisez *presque*, au lieu *d'entierement*.
Page 85, ligne 21, au lieu de *par lemonde*, lisez *de par le monde*.

www.ingramcontent.com/pod-product-compliance
Ingram Content Group UK Ltd.
Pitfield, Milton Keynes, MK11 3LW, UK
UKHW021102260726
13994UKWH00002B/663

9 782329 381053